創傷治療の常識非常識

【消毒とガーゼ】
撲滅宣言

夏井 睦
練馬光が丘病院 傷の治療センター

三輪書店

序　文

　医者になって数年目の頃から，消毒という医療行為が気になっていた。特に術後創の消毒やカテーテル刺入部の消毒については，それをしないと本当に化膿するのだろうかという漠然とした疑問を持っていた。例えば，口腔内の縫合創を消毒しても唾液ですぐに流れてしまうような気がしたし，処置の時に間違って滅菌ガーゼに触ってしまうと「不潔になった」と注意を受けたが，患者の皮膚に触れても不潔にならないのだろうかと思ったりもした。しかし，そのような疑問に答えてくれる先輩医師はいなかったし，これについて言及している本や論文もみつけられなかった。そしてその後，疑問を抱きつつも惰性で術後創や外傷の消毒をしていた。

　その突破口となったのは「創傷治癒は湿潤環境でしか進行しない」と創傷治癒のメカニズムを説明する一冊の本だった。それまでの私の知識を完全に覆すものだったが，その本に書かれていることはいちいち納得できるものばかりだった。またその頃，アメリカの外科の教科書に「傷の中に消毒薬を入れてはいけない」という記述も発見したが，これも自分がこれまで感じてきたことに合致するものだった。

　だが，それ以外の消毒絡みの処置の是非について明確に論じている文献となると，これがほとんどないのである。実際，感染予防のためには消毒が必要であるとは書かれてあっても，消毒が感染予防になっていることを証明した論文はないも同然であり，あっても厳密な証明をしているとは到底思えないものばかりだった。もちろん実験を行って決着をつけるという手段があるのはわかっていたが，地道に丹念な実験をするのは私の苦手とするものだった。

　そこで思い付いたのが，思考実験によって結論を導く方法だった。つまり，「創治癒には湿潤環境が必要」「消毒薬には組織障害性がある」「皮膚も創面も消毒で無菌化できない」などの，普遍的事実とされることをベースに据え，それらから演繹して個々の問題について推論するという方法である。いわば，数学の証明問題を解くのと同じ手法といっていいかもしれない。ベースに据えた事実が正しく，それに続く論理の組立てが間違っていなければ，正しい結論に到達できるはずである。また，このような方法論を用いることで，これまで別個に扱わ

れてきたさまざまな問題を統一的に扱うことができ，共通の原理で説明可能なことにも気が付いた。

　本書はそのような私の思考実験をまとめたものである。もちろん，現在の医学常識からすると異端のものかもしれないが，理論的に考えればここで示すような結論に到達するはずである。

　最後になるが，このような異質の医学書の出版を決断した三輪書店，そして怠惰な書き手である私の原稿を辛抱強く待ち，一冊の本にまとめていただいた同社の青山智氏，浜田亮宏氏に感謝する。

　　　2003年11月吉日

　　　　　　　　　　　　　　　　　　　　　　　　　　　　夏井　睦

目　次

第1章　創傷治癒の基礎知識 …………………………………………1

第2章　創傷治療の常識非常識 ………………………………………7
  1　創に細菌がいれば感染？ ………………………………………9
  2　Colonization = Infection ？ …………………………………12
  3　異物・壊死組織と感染？ ……………………………………14
  4　外傷に消毒は必要？ …………………………………………16
  5　消毒薬は細菌を殺す？ ………………………………………19
  6　創面はガーゼで覆う？ ………………………………………21
  7　創の閉鎖で感染が増える？ …………………………………23
  8　細菌はカテーテルをつたわって感染する？ ………………25
  9　注射前のアルコール消毒は有効？ …………………………28
 10　手術後の縫合創はガーゼで覆う？ …………………………30
 11　術後の縫合創には消毒が必要？ ……………………………32
 12　手術創には無菌操作が必要？ ………………………………34
 13　傷が化膿したら消毒は必要？ ………………………………36
 14　関節穿刺後の入浴はいけない？ ……………………………38
 15　手術前の手洗いは滅菌水で？ ………………………………40
 16　術後の創離開は縫合不全？ …………………………………42
 17　市販されている外傷治療用創傷被覆材はない？ …………45
 18　食品包装用ラップは外傷治療に使えない？ ………………47
 19　褥瘡洗浄は生理食塩水か水道水？ …………………………49
 20　褥瘡洗浄にはカテキン効果？ ………………………………51
 21　褥瘡からMRSAが出たら　さあ大変？ ……………………53
 22　断端形成術は必要？ …………………………………………55
 23　切断指にはアルミホイル法？ ………………………………57
 24　皮膚欠損には植皮術？ ………………………………………60
 25　強い緊張した創は？ …………………………………………63
 26　ボーンワックスは最良の止血材料？ ………………………65
 27　褥瘡があれば細菌検査？ ……………………………………67
 28　手術創のMRSA感染は院内感染？ …………………………69
 29　眼瞼下垂症には眼瞼吊り上げ術？ …………………………72

30　バイオクリーンルームは細菌感染を防ぐ？ ……………74
　31　骨折固定プレート感染に閉鎖療法？ ………………77
　32　慢性骨髄炎治療には持続洗浄？ ……………………79
　33　口腔内手術後は絶食？ ………………………………82
　34　1日に1回　1週間に1回？ ………………………84
　35　除菌原理主義？ ………………………………………87
　36　擦過創と褥瘡は別物？ ………………………………89
　37　皮膚外傷学？ …………………………………………91
　38　人間五十年，下天のうちを比ぶれば…？ …………93

第3章　閉鎖療法による治療症例 …………………………95

第4章　創傷治療のQ＆A …………………………121
　Q1　被覆材の交換頻度は？ …………………………123
　Q2　ハイドロコロイド使用時の注意点は？ …………123
　Q3　ハイドロコロイドを使うと臭いが強くなることがあるが，化膿と考えていいか？ …………123
　Q4　挫傷，裂傷，熱傷などで被覆材を使う場合の病名は？ …………………………………………123
　Q5　被覆することで感染することはないか？ ………124
　Q6　アルギン酸塩からポリウレタンフォームドレッシングへの切り替えの時期は？ …………………124
　Q7　アロアスク®，ベスキチン®の使用はどうか？ …124
　Q8　広範囲の熱傷などは，どう治療すればよいか？ …124
　Q9　指尖部損傷のアルミホイル法との違いは？ ……125
　Q10　縫合創のドレッシングはどうしたらいいのか？ …125
　Q11　網目状ガーゼは？ …………………………………125
　Q12　膿の様な浸出液が溜まっていたら，毎日交換した方が良いでしょうか？ …………………………126
　Q13　外傷で抗生物質は処方するのか？ ………………126
　Q14　熱傷での抗生剤投与は？ …………………………126
　Q15　術後の抗生物質の予防的投与は効果的か？ ……126
　Q16　縫合糸膿瘍で抗生剤投与は必要か？ ……………126
　Q17　感染創や傷の周囲も消毒の必要はないのか？ …126
　Q18　手術前の消毒は有効か？ …………………………127

Q 19	創部を薬浴をしているが，薬浴ではなく水道水で洗った方がよいのか？	127
Q 20	ポビドンヨードゲル（イソジンゲル®）は有効か？消毒のポビドンヨード（イソジン®）とは別物なのか？	128
Q 21	採血時の皮膚アルコール消毒は意味があるのか？	128
Q 22	関節注射時のイソジン消毒も必要ないのか？	128
Q 23	人工骨頭置換術などの整形外科手術の前に，ヒビテン液で消毒し，被布で包んで手術室に入るが，これに意味はあるのか？	128
Q 24	分娩後に腟や外陰をポビドンヨード（イソジン®）消毒する意味は？	129
Q 25	皮膚縫合前に創面を消毒する医師がいるが，これはどうか？	129
Q 26	傷の消毒は絶対に駄目なのか？	129
Q 27	術中に抗生剤入り生理食塩水で洗浄しているが，これには意味はあるのか？	130
Q 28	蜂窩織炎に対しても消毒は不要なのか？	130
Q 29	胃瘻部の浸出液，肉芽に対し，ガーゼをあてているが一向によくならないが？	130
Q 30	フォーレ留置中，挿入部（ペニス先端など）に膿の様なものが付着することがあるが，その処置はどうしたらいいのか？	130
Q 31	結核性膿胸の胸腔ドレーン挿入部が常に化膿しているため，週に1,2度消毒してガーゼで保護しているが，この処置でいいのか？	131
Q 32	白血球減少症疾患では，カテーテル刺入部の消毒は必要ではないか？	131
Q 33	術後創を覆う滅菌ガーゼの意味は？	132
Q 34	創処置に使用するもので，滅菌でないといけないものと未滅菌でいいものの区別は？	132
Q 35	酸性水が有効という話を聞いたが？	132
Q 36	感染創にスルファジアジン銀（ゲーベンクリーム®）を使用しているが，創が治癒しないが？	133
Q 37	抗癌剤漏出でアクリノール（リバオール®）湿布をしているが，これはどうなのか？	133

Q38　冷湿布に治療効果はあるのでしょうか？ …………134
　　Q39　ケロイド体質といわれたが？ ………………………134
　　Q40　消毒をしないと患者が納得してくれないが？ ……134
　　Q41　使用して残った被覆材がもったいないけど？ ……135

第5章　資　料 ……………………………………………137
　　1　新鮮外傷の治療に有用な創傷被覆材 ………………139
　　2　創傷被覆材の成績表 …………………………………144
　　3　皮膚欠損用創傷被覆材の機能区分と製品リスト ……147

索　引 ………………………………………………………149

第1章
創傷治癒の基礎知識

創傷治癒の基礎知識

　野性動物はケガをした時，どうやって治しているのだろうか。もちろん，彼らの生活環境には医者もいなければ薬もない。入院することもできない。しかし，医者も薬もないのだから治らないのかというとそうでもない。彼らの傷は，いつのまにか治っている（もちろん，治らない場合は死が待っているが……）。こういう様子をみていると，野性動物はたくましいものだなとつい思ってしまう。

　現代人は，すっかり野性状態から遠ざかってしまったため，ケガをしたら病院にかかって薬を使わないと治らないと思い込んでいるが，そんなことはない。人間にだって「自然に傷を治す能力」は立派に備わっているのである。しかし，現実に多くの病院で行っている「ケガの治療」は，その能力を活かすどころか逆に押さえつけているようなもので，せっかくの能力なのに封印されているも同然なのである。

・創傷治癒のメカニズム

　本書で説明する「外傷の閉鎖療法」とは，その「封印された能力」を最大限に引き出す治療法である。

　この治療原理を説明するためには，まず，創傷が治る過程（これを創傷治癒という）についての理解が必要になる。創傷治癒過程は非常に複雑であるが，最も単純な皮膚損傷である擦過創（擦り剥き傷）の治癒過程をみると理解しやすい。

　擦り剥き傷とは，つまり，表皮が欠損して真皮組織が露出した状態である。当然，真皮には毛細血管が分布しているため，これが損傷されて出血が起こり，神経終末が露出するため疼痛があり，放置しておけば創は化膿し痛みはさらに激しくなる。これらの症状は，皮膚欠損が生じたために起こったものであり，皮膚欠損の状態が改善しない限りいつまでも続くが，もちろん，傷が治れば，このような不愉快な症状はなくなる。この場合，傷が治るとは，つまり，皮膚欠損部が何らかの組織で覆われることであり，表皮欠損創の場合，表皮の再生により創は治癒する。

この時，表皮の再生はどこから起こるか，いいかえれば表皮細胞はどこから供給されるかというと，創周囲の健常な表皮と創内の皮膚付属器である。つまり，浅い皮膚欠損創（＝真皮が残存する創）では，真皮内に存在する皮膚付属器（毛孔，汗腺）と創周囲の皮膚から表皮細胞が遊走・増殖して表皮が再生するし，深い皮膚欠損創（＝真皮がすべて失われている創）の場合は，第一段階として創面を肉芽組織が覆い，次の段階として肉芽表面に周囲から表皮細胞の遊走が始まり，それと同時に，肉芽自体が収縮することで創の上皮化が得られる。
　このため，真皮が残存している創では早期の創上皮化が得られ，そうでない場合は治癒に時間がかかることになるが，深い皮膚欠損でも浅い皮膚欠損でも，表皮細胞の遊走と増殖が創閉鎖をもたらしている点では共通である。両者の違いは，表皮細胞の遊走の場が真皮であるか肉芽であるかだけである。
　もちろん，実際の創面では表皮細胞だけでなく線維芽細胞，血管内皮細胞，血小板，マクロファージなどの多彩な細胞が治癒のために機能しているが，これらの細胞が創面に遊走し，それぞれの機能を発揮していることを考えると，これは上述の表皮細胞と同じであることがわかる。すなわち，傷が治る（＝創傷治癒）とは，さまざまな細胞が創面とその周囲に集まり，組織の再生，修復が起こることである。従って，創傷治癒がスムーズに進むためには，これらの細胞の活動を助ける環境を作ることが重要であり，逆に活動を妨げるような要素については，極力避けなければいけないのは当然である。

・**創傷治癒の妨害因子**
　実は，この「創傷治癒の最大の妨害因子」が創面の乾燥なのである。
　一般には，「傷を乾かすと治る」という言い方がされ，大多数の医師・看護師も，そのように考えている。擦り剥き傷が，ジクジクして治らないのは乾かないからだと考えているし，意識的にせよ無意識にせよ，「傷を乾かす治療法」を行っているのが実情である（例えば，ガーゼは「傷を乾かす」ための材料である）。実は，この「乾燥治療」は19世紀後半から連綿と受け継がれてきた誤解に基づく治療方法であり，「傷は乾かすと治らない」のである。
　上述のように，皮膚欠損創においては，表皮細胞が真皮や肉芽の上に遊走し増殖することで治癒する。もしも，この時，真皮や肉芽表面を乾かしたらどうなるだろうか。乾かした途端，表皮細胞は死滅して

しまうのである。これはシャーレ内の培地で細胞培養することを思い起こせば，容易に理解できるはずだ。細胞培養の培地から培養液がなくなれば，培養細胞は瞬時のうちに乾燥し死滅する。これは真皮上に遊走している表皮細胞も同じであり，傷を乾かすと，せっかく遊走した表皮細胞は全滅し，結果として創の上皮化は起こらない。人間が飲み水を持たずに砂漠を歩けないように，創傷治癒にとって乾燥は大敵なのである。逆にいえば，表皮細胞が生き延びて活躍するためには，湿り気のある環境，つまり「湿潤環境」にあるのが絶対条件なのである。

　もちろん，この「湿潤環境」が必要なのは表皮細胞だけでない。人間のありとあらゆる細胞も湿潤環境でなければ，生存できないのである。血球細胞だろうと神経細胞だろうと腸管上皮細胞だろうと，乾燥環境では瞬く間に干からびてしまう。要するに人間の細胞は，乾燥環境で生きていけるようにはできていないのだ。

・**治療を促進する因子**

　先に創傷治癒においては，さまざまな種類の細胞が関与していると書いた。しかし，複数の種類の細胞が勝手に活動していては，スムーズな治癒が望めないのは当然である。創の速やかな治癒のためには，適切な時期に適切な細胞が活動し，役目が終われば次の細胞に場を譲らなければいけない。

　となると，それらの細胞間で何らかの手段で情報が伝達され，互いの行動を調節しているはずだ。この役目をするのが，サイトカインの一種で「細胞成長因子（Growth Factor）」と呼ばれる一群の物質である。つまり，創傷治癒に関与する細胞は細胞成長因子を分泌して，他の細胞を遊走させたり，増殖を助けたりしているのである。細胞成長因子の種類や作用については，成書を参考にしていただきたいが，重要な点は，人間の体は損傷を修復する機能を備えていて，その調整役として細胞成長因子が働いているということにある。

　細胞成長因子は目でみることが可能だ。それが「擦り剝き傷のジクジク」であり，熱傷水疱内の水疱液である。つまり，皮膚が傷つくと人間の体は，それを治そうとして細胞成長因子を産生するが（実際の産生の中心的役割は，血小板とマクロファージが担っている），このため傷口はジクジクとしてくるのである。つまり，擦り剝き傷は治るためにジクジクしているのである。

・**創閉鎖のメリット**

創面に創傷治癒物質（＝細胞成長因子）が分泌されているのであれば，それを有効利用すれば速やかな創治癒が得られると考えるのは当然だろう。細胞成長因子を有効利用するとは，創面の分泌液（＝創面のジクジク）を逃がさないようにすればいい。つまり，傷があったら，その上を何かで密封してやれば，細胞成長因子は創面に，常に保持されることになり，創傷治癒にかかわる細胞は機能を最大限に発揮できることになる。

　さらに，この「創の閉鎖」は，上述の「創を湿潤環境に保つ」ことにもつながるのである。つまり，創面を密封閉鎖するという単純な方法で，創傷治癒に絶対必要な「湿潤環境」が得られると同時に，創傷治癒物質である細胞成長因子を有効利用することが可能になり，結果として創傷は，きわめて急速に治癒するのである。これが「閉鎖療法（＝湿潤療法）」である。

　さらに創を閉鎖することで細胞成長因子自体も，その機能を十分に発揮できるようになる。例えば，細胞成長因子は，そのターゲットとなる細胞に対し，遊走と増殖を促進するが，成長因子が低濃度の時は遊走に，高濃度では増殖に作用することが知られている。つまり，受傷直後では成長因子の産生が始まったばかりで，濃度が低いため細胞を遊走させるが（＝周囲から細胞を集め），成長因子の産生が進むと濃度が上がり，細胞を増殖させることになる。このため成長因子が低濃度から高濃度に変化により，「ターゲットの細胞を集めて増やす」ことになり，これが創の治癒にきわめて有効であることは理解できるだろう。

　この時，創が開放状態であると成長因子をいくら産生しても，その濃度は上がらず，結果として細胞増殖の段階に進めないことになる。逆に，創を閉鎖しておけば，成長因子は産生に伴って濃度を上げ，ターゲット細胞の増殖を促すことになる。

　このような理由から，創面を何かで閉鎖するだけで，創は急速に治癒することになるのである。つまり，「閉鎖療法」とは，創を治癒のための理想的な環境におくことで治そうという治療であり，人間の体が本来持っている治癒能力を最大限に引き出す治療でもある。後述するように，あらゆる皮膚欠損創は，閉鎖治療を行うことで驚くほど早く，きれいに治癒するが，以上のような創傷治癒の原理からすれば当然のことといえる。

第2章
創傷治療の常識非常識

1 創に細菌がいれば感染

　外傷の創や手術創が化膿することは，珍しいことではない。むしろ，術後の合併症としては，最も多いものかもしれない。そして，あまりにポピュラーなため「なぜ，傷が化膿したのか」と考えることはないと思う。おそらく考えたとしても，せいぜい「細菌が傷に入ったから化膿したんだろう」程度の説明しか思いつかないし，先輩医師に質問しても多分そういう答えしか返ってこないはずだ。ほとんどの医療関係者は，この答えに満足するだろうし，こういう疑問を持つことすらないかもしれない。

　だが，傷口に細菌が入れば化膿するのだろうか。コレラ菌を含んだ水を飲んでコレラが発生するように，あるいは肝炎ウイルスが血液中に入って肝炎が発生するように，傷に細菌が入ると傷は確実に化膿するのだろうか？

　まず，人間の皮膚は無菌ではなく，きわめて多数の皮膚常在菌が住みついている。皮膚は，これらの常在菌がいることで健康な状態を保っていて，これは大腸に大腸菌がいるのと同じである。これらの細菌は，人体とバランスを取って生活し，普段は人体に害を及ぼすことはない。むしろ，常在菌を除こうとすると，とんでもないトラブルが発生することは医療関係者なら誰でも知っているだろう。

　しかし，普段は善玉である皮膚常在菌によって感染が起こることは日常的に観察される。手術後に，よくみられる縫合糸膿瘍も，黒色期褥瘡の黒色壊死に伴う膿瘍も，広範囲熱傷に伴う創感染でも，感染起炎菌の多くは皮膚常在菌である。にきびの化膿だって，感染起炎菌は皮膚常在菌である。皮膚常在菌は皮膚にいる時は無害だが，皮下組織や深部臓器に侵入すると立派な感染起炎菌に変身するのである。

　皮膚に常在菌がいる以上，そこに傷ができれば細菌は常に傷口に侵入できることになる。もちろん，皮膚常在菌だって生きていかなければいけないから，常に自分が繁殖できる場所を探しているわけで，そんな細菌にとって傷口とは栄養があって暖かく，最高の環境なのであ

る。ここに移り住まない手はない。これは，つまり砂ぼこりの日に庭に砂が飛んでくるようなものである。うちの庭にだけ砂が飛んできて欲しくないと思っても，庭が外気に接している以上，砂が入り込むのを防ぐことはできないのと本質的に同じである。皮膚に常在菌がいれば，皮膚の傷にも細菌が存在するのは当たり前であり，決して異常な状態ではないのである。

　「傷に細菌が入らないように消毒すればいいだろう」と考えられるかもしれないが，これも無理な話。詳しい説明は後ほどするが，先ほどの例を使うと，消毒とは，砂ぼこりがひどい日に玄関先を掃いているようなものなのである。いくらしっかりと掃いても玄関先がきれいになるのはその時だけであって，ちょっと時間が経つとまた砂で汚れてしまう。消毒もこれと同じで，消毒薬では皮膚常在菌の侵入は防げないのである。

　このように考えると，「細菌が傷口に侵入すると創感染が起こる」という一般的理解がおかしいことに気付くだろう。細菌（皮膚常在菌）は常に傷口に侵入しているのだったら，あらゆる擦り剥き傷，切り傷は，すぐに化膿しているはずだ。擦り剥き傷を作ることの多いスポーツ選手たちは常に手足を化膿させているはずだし，敗血症になったって不思議ないはずだ。しかし，現実がそうなっていないことは誰だって知っている。

　実は創感染を起こすのに細菌の存在は「必要条件」であっても「十分条件」ではないのである。細菌がいなければ創感染は起きないが，細菌がいたからといって，創が感染するわけではないのだ。つまり，皮膚常在菌が感染を起こすためには，何らかの「感染源」が必要である。つまり，縫合糸膿瘍には縫合糸が，褥瘡の感染には黒色壊死が，広範囲熱傷では熱で壊死した皮膚が必要なのである。これらが感染源となって，はじめて感染が成立するのだ。つまり，感染源となるのは異物であり壊死組織である。

　このような異物・壊死組織がなぜ感染源になるかというと，細菌の隠れ家になっているためである。例えば，絹糸は縫合糸膿瘍を作りやすいことは，外科医なら誰でも経験的に知っていると思うが，これは絹糸が多数の繊維が撚り合わさってできている撚り糸であって，繊維と繊維の間に空間があり，一旦，そこに細菌が入り込んでしまうと白血球やマクロファージが物理的サイズの問題から入り込めず，結果的

に細菌を排除できないためである。同様に血腫も生体にとっては異物であり，細菌にとっては隠れ家であり栄養源になってしまうのである。

事実，創感染を起こす実験では，皮膚常在菌だけで感染させようとすると組織1グラムあたり10万個から100万個の細菌が必要であるのに対し，異物や壊死組織が混在していると数百個の細菌で感染症状を呈することが知られているのである。これを数学的（？）に表現すると次のようになる。

〔皮膚常在菌〕＋〔感染源〕→〔創感染〕

これをわかりやすい例に置きかえると

〔良い子〕＋〔悪い連中とつきあう〕→〔グレる〕

という図式と同じである。つまり，〔良い子〕は変な連中とつきあわなければ〔良い子〕のままである。同様に，皮膚常在菌も〔異物・壊死組織〕といった変な連中が一緒にいなければ，おとなしいままなのである。そそのかす連中がいなければグレないのである。

これが手術創や外傷創の感染の本質である。

2 Colonization=Infection

　前項で創感染の起こるメカニズムについて説明した。要するに，細菌単独で創感染が起こるのでなく，異物・壊死組織の存在があって，はじめて創感染が起こるのである。逆にいうと，創面に細菌がいたとしても，それは創感染とは無関係であるということになる。

　ここに2枚の写真を示す。仙骨部褥瘡患者の創部である。左の写真は黒色壊死組織を除去した直後の状態，もう一枚はデブリードマンが終了している状態である。これを「創感染の有無」という目でみて欲しい。創感染しているのはどちらだろうか？　もちろん，黒色壊死組織を除去した下は膿瘍形成しているし，褥瘡周囲の皮膚にも著明な発赤がある。これを「創感染している」と判断するのに異論はないだろう。問題は右の写真である。褥瘡面から浸出液はあるし，創面を細菌培養すればMRSAが検出されている。これを「MRSAが検出されたのだから，MRSA感染が起こっている褥瘡」と判断すべきなのだろうか？　MRSAに対し除菌のための処置（消毒や抗生剤投与）をすべきだろうか？

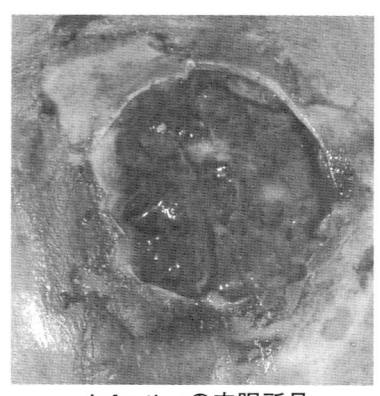
Infectionの肉眼所見

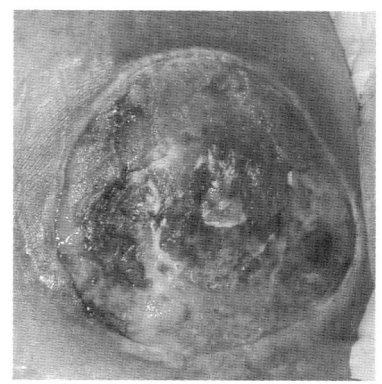
Colonizationの肉眼所見

実は，右の写真の状態は感染していない。褥瘡周囲の皮膚に発赤がないからである。つまり，この褥瘡は「細菌は存在するが，化膿していない（炎症が起きていない）」状態なのである。このような状態を"colonization"と呼び，創感染"infection"とは明確に区別される。すなわち，colonizationは「創面への細菌の常在化」であり，その多くは「皮膚常在菌が創面に移動した」だけである。わかりやすくいえば，infectionは「細菌が人体に害を及ぼしている状態」であり，colonizationとは「細菌が人体とバランスを取って共存している状態」である。すなわち，大腸に大腸菌がいるのと本質的に差がないといえる。上記，褥瘡の右の写真の状態は，その細菌が「たまたま」MRSAだったということなのである。前項の比喩を使えば，"colonization"とは〔良い子〕の状態であり，"infection"とは〔グレた〕状態である。この二つを混同するのは愚かである。

　colonizationは人体に害を及ぼしていないので，それを創面から除去する必要もないし，たとえ，それがMRSAであったとしてもMRSA感受性の抗生剤を投与する必要もない。MRSAだからという理由で，それを排除するのは「サッカーファンはフーリガンに変身する可能性がある」として，すべての観客をサッカー場から閉め出すようなものである。サッカー場から追い出すのはフーリガンになって騒ぎだしてからでも遅くないのである。

　また，創面に細菌（たとえ，MRSAであろうと緑膿菌であろうと）がいても，創自体の治癒には悪影響を及ぼさないことも知られており，このことからも創面から細菌を除去する必要がないことがわかる。

3 異物・壊死組織と感染

　ほとんどの創感染は，細菌（皮膚常在菌）と異物・壊死組織の両方があって発症している。いわば，異物・壊死組織は感染源なのであるが，感染を起こしやすいものと起こしにくいものがある。

　感染を起こしやすいものとしては，次のようなものがある。
- 縫合糸（特に絹糸）
- 木片，植物片　など
- 動物の組織片（ウニのとげなど）
- 血腫
- 黒色壊死組織

　逆に，感染を起こしにくいものは，次のようなものだ。
- 金属，
- ガラス
- 砂　など

　要するに，動物や植物由来の有機物，血流が絶たれた人体の組織などが感染源になりやすい。これはおそらく，異物表面の性状の違いであり，細菌の栄養源や隠れ家になるかの違いであろう。つまり，その異物が細菌にとって隠れ家となりやすい構造かどうかで，感染源になりやすいかどうかが決まってくるのだろうし，まして，それが食料になるのだから，猫に鰹節とマタタビ付きの冷暖房完備の部屋を与えるようなものだ。このように考えると金属やガラスなどが体内に遺残しても，それが原因で感染を起こすことがきわめてまれであることが理解できる。

　例えば，種々の縫合糸の中でも，とりわけ絹糸が縫合糸膿瘍を作りやすいが，これも絹糸の構造そのものが関与している。絹糸が多数の細い繊維が撚り合わさってできているが（このため，絹糸は「撚り糸」と呼ばれている），この繊維の間に細菌が入り込むと，貪食細胞はサイズ的に繊維の間に入り込めないために細菌を排除できなくなり，感染を起こしやすいと解釈されている。また，手術をして数年以上経過

してからも突然，他の部位の感染症に伴って縫合糸膿瘍を発症することもある。このように考えると，人工物を埋入する手術（術後の創感染を絶対に避けなければいけない）において，血管の結紮などで安易に絹糸を使うべきではないだろう。

　同様に，術後の創感染の発生が高率で考えられる場合（例：下部消化管穿孔など）では，手術創内の縫合糸は細菌で汚染される可能性が高いため，なるべくモノフィラメントの縫合糸を選択すべきだろう。

　創面や組織内に，これらの異物混在が明らかな場合，感染を予防するためにも積極的に除去すべきであり，多くは局所麻酔下のデブリードマンが必要になる。

　また，砂などの鉱物系の異物は擦過創によくみられるが，感染源にはなりにくいものの，除去しないでおくと「外傷性刺青」として残ってしまうため，特に顔面の擦過創では局所麻酔下に歯ブラシなどで徹底的にデブリードマンすべきである（ちなみに，一旦外傷性刺青として残ってしまった場合は，レーザー治療が有効である）。

　手術や外傷の後，難治性瘻孔が生じることがあるが，ここにも異物などが絡んでいる場合があり，多くは縫合糸であったり，腐骨だったりする。このような瘻孔が保存的治療で閉鎖する確率はきわめて低く，いつまでも瘻孔が閉鎖しない（つまり，瘻孔が肉芽で閉鎖されない）場合は，その原因を探るためにも瘻孔全長にわたって創を開放して原因を除去した方が，結果的に速い治癒が得られる。

4 外傷に消毒は必要

　外傷の治療というと「まず消毒」が常識である。縫合するにしてもまず消毒，擦過創の場合も消毒してからガーゼ，深い裂創で感染の危険性が考えられる場合もまず消毒だ。「傷と消毒」は「刺身とわさび」，「ショパンとピアノ」と同じくらい，強固な組み合わせである。おそらく大多数の医師・看護師，そしてほとんどの日本国民の意識には「傷は消毒しないと治らない」が染み込んでいるはずだ。しかし，これは事実なのだろうか？

　実は，外傷を消毒する必要はないのである。消毒しなくたって創は治るし，むしろ消毒をしない方が早く治る。また消毒しなくても，それが原因で傷が化膿することもない。つまり，外傷治療にとって消毒は意味のない有害無益な行為なのである。

　もしも外傷治療で消毒が有意義な行為だとしたら，それは
　　①消毒することで治癒が促進される。
　　②消毒することで創感染が予防できる。
このいずれかを満たしている場合に限られるはずだ。

　まず，①の創治癒の促進効果であるが，残念ながら全く期待できないどころか，むしろ創治癒を妨げる原因になってしまう。これは後ほど詳しく説明するが，消毒薬が組織傷害性を持っていて，創面を消毒すると創治癒に必要な人体の細胞を殺してしまうためだ。組織は生きているからこそ回復できるのに，消毒すればするほど，組織は回復できなくなってしまう。とりわけ，下腿の剥脱創のように創縁の循環が不良な場合，消毒の組織傷害性はより強力に作用することになり，創の難治化の原因になってしまう。外傷部位を消毒すると非常に痛いのはだれでも知っている。普通は「良薬は口に苦し」的な発想で「痛いのは効いている証拠」と解釈してしまうが，何のことはない，消毒薬が創面を傷害したため，人体が「痛み」という悲鳴を上げていただけのことだ。

　では，②の感染予防についてはどうだろうか。これについては前項

2章 創傷治療の常識非常識

の「創感染のメカニズム」で説明したように

〔常在菌〕＋〔異物・壊死組織〕＝〔創感染〕

〔良い子〕＋〔悪い連中と付き合った〕＝〔グレた〕

という図式から結論が導き出せる。要するに，細菌がいなければ感染は起きないが，細菌だけでは感染は起こせず，それを助けるものが必要なのである。それが創内に混在している異物などである。逆の言い方をすれば，〔悪い連中との付き合い〕さえなければ〔良い子〕は〔グレ〕ないのである。ここから，感染を予防するためには，〔悪い連中〕を排除すればよいという結論が導き出せる。つまり，創感染予防には細菌（＝良い子）を排除する必要はないのである。従って，もしも創感染の予防を期待して何かをするのであれば，その行為は〔異物など〕を排除するものでなければいけない。しかし，「傷の消毒」で消毒薬ができるのは，せいぜい「細菌の除去」だけであり，「異物などを除去」できるわけではない。

外傷創面において消毒薬は治癒を妨害し，感染予防効果も持たない。その意味において消毒は有害無益である。要するに医療行為ですらなく，無用の痛みを与え治癒を妨害しているという意味で「反医療行為」なのである。つまり外傷を消毒することは，患者に苦痛を与え，傷が治らないようにと願い（呪い？）を込めているようなものである。

外傷創面の感染を防ぐには，感染源となりうる異物・壊死組織を除去するしかない。そのためには外科的デブリードマンで直接取り除くのが最も効果的である。褥瘡の黒色壊死組織（Eschar）下の膿瘍は黒色壊死組織を切除して開放創にすれば急速に軽快するし，縫合糸膿瘍も糸を抜けば治癒する。同様に，大量の水で洗浄することも小さな異物を除去するのに効果がある。この場合，洗浄による除去効果はあくまでも物理的に行われているものであり，その意味で「小量の滅菌水による洗浄」より「水道の流水による洗浄」の方がはるかに効果的である。つまり，滅菌水だから治療効果があるというわけではない。

このように書くと「過酸化水素水のように泡を発生させる消毒薬には異物を除去する効果があるのではないか」と反論されるかもしれない。異物の除去効果からみれば，確かに過酸化水素水は有効な手段に

思える。しかし，消毒薬には後述するように「組織傷害性」が必ずある。つまり，創面の細胞を傷害し，殺してしまう作用も持っているのである。つまり，水道水による洗浄と過酸化水素水による洗浄を比較すると，組織傷害性を持たない分，水道水洗浄の方にメリットがあるのだ。

5 消毒薬は細菌を殺す

　消毒薬にはさまざまな種類があるが，いずれも蛋白質を凝固・変性させるなどの作用を持つことで殺菌効果を発揮する。ここで重要なことは凝固させる蛋白質は細菌に特異的に存在するのでなく，すべての生物に共通して存在しているという事実である。従って，消毒薬の殺菌力は細菌にだけ発揮されるのでなく，すべての生物に等しく作用する「細胞毒」であり，種特異性を持っているわけではない。この点が人体に作用せず細菌にだけ特異的に作用する抗生物質との根本的な違いである。

　つまり，消毒薬の殺菌力は煮沸による殺菌と本質的に異なるものではない。ほとんどの細菌は煮沸すれば死滅するが，もちろん細菌以外のどんな生物も煮沸すれば死んでしまうのである。

　「消毒薬は細胞毒」であることがなぜ重要かというと，「創面の細菌を殺す」ために消毒すると，細菌だけでなく創面に存在する人体の細胞も傷害を受けるからである。ここで問題は，この消毒薬が細菌と人体細胞では，どちらにより強力に作用するかだ。

　細菌は細胞膜の外側を厚い細胞壁が覆い，しかも細胞外にバイオフィルムという防護壁を作る能力を持つものもあるため，原液のポビドンヨードやクロルヘキシジンの中でも生存できる細菌が存在する。

　一方，人体細胞はどうかというと，細胞膜が剥き出しの上，バイオフィルムといった防護壁を作る能力もない。このため，希釈して殺菌力を失った消毒薬でも人体（＝創面）の細胞を傷害することは可能である。

　また，一般に酸化作用により殺菌している消毒薬（例：ポビドンヨードなど）は有機物に対しても酸化作用を発揮するため，有機物（血液，膿汁，浸出液，壊死組織など）がある創面では，消毒薬の殺菌力は速やかに失われてしまう。しかし，そのような殺菌力を失った消毒薬であっても，その中に添加されている界面活性剤などが組織傷害性を有しているため，傷害性だけは失われないのである。

従って,「傷が化膿しないように」という目的で傷を消毒すると,細菌は殺していないのに,創面の細胞(＝創傷治癒のために活躍している細胞である)だけを選択的に殺しているという事態になりかねないのである。わかりやすい言い方をすると,敵味方が入り乱れている戦場で援護射撃をしたつもりなのに,気が付いたら味方だけ選択的に打ち殺していたということなるのである。

　医者は傷を治そうと思って善意から消毒をしているのだが,実は患者に苦痛を与え(消毒は痛い),創が治らないように邪魔をしているだけにすぎない。まさにこれは医療行為と呼べないものである。創感染発症のメカニズムから考えても,創感染の治療において創面の細菌を除去する必要はなく,これからも「傷の消毒」が無意味であることがわかる。

　日本全国では今のこの瞬間も傷口の治療のために消毒が行われているはずだが,それがすべて無駄であり有害な行為なのである。この無意味な行為のために,日本全体ではどれほどの消毒薬が使われているのだろうか。

6 創面はガーゼで覆う

　「傷にガーゼ」は「スキー板とワックス」のように切っても切れない関係だと思われている。ガーゼ自体，安価であることもあり，消毒薬同様，最も頻用されている医療材料の一つだろう。もしも「ガーゼを使わないように」といわれたら，ほとんどの医療関係者は途方に暮れてしまうのではないだろうか。

　しかし，創傷治癒という面から考えると，このガーゼという素材は決して創傷治癒に必要でもないし，むしろ治癒を妨げている有害な存在である。

　いかなる創傷であっても創治癒が湿潤環境下でないと進行しないこと，創面を乾燥状態におくと創傷治癒がストップしてしまい，組織が壊死し，損傷がさらに深部に及ぶことは，既に説明した通りである。また，創傷被覆材などで創面を密封しておくだけで創面が湿潤に保たれ，しかも創治癒が促進することも説明した。

　縫合創のように皮膚欠損がない創の場合は，乾燥状態においても創治癒が妨害されることはないが，擦過創などのような「皮膚欠損創」においては，創を乾燥させることは創治癒を妨害する行為に他ならず，「キズは乾かして治す」というのは迷信に基づいた誤解であり，少なくとも医者は，このような馬鹿げた迷信を信じるべきではない。何はともあれ，皮膚欠損創を治療する場合，創面を乾燥させる行為は絶対に避けなければいけないのだ。

　このような観点から，創表面を覆うものとしてのガーゼはどうなのだろうか？

　結論から先にいえば，ガーゼは皮膚欠損創にとって最悪である。治癒を妨害し，疼痛を与えているだけであり，使ってはいけない医療材料である。こんなことを書くと「傷を覆うのはガーゼに決まっている」「昔から使ってきたから」「値段が安い」「他に創面を覆う材料がない」などと反論される方がいると思うが，事実は事実である。

　ガーゼは基本的に「傷を乾燥させるため」に使われるようになった

医療材料だ。

　19世紀後半，リスターによって消毒法（当時は防腐法といっていた）が開発され，それにより外傷や手術の創感染なしに治療できるようになったことはよく知られている。まさにそれは外科が中世の外科から近代外科に一挙に飛躍した第一歩だった。リスターは感染を防ぐために創面から細菌を除去し（だから，石炭酸で創を洗った），細菌繁殖を防ぐために創を乾燥させるという治療理論を打ちたて，そこからガーゼ（当時はリント布）による創面の被覆が行われるようになった。

　当時は素手で病理解剖を行い，そのまま手を洗わずに素手で手術するのが常識だったから，術前に手を石炭酸で洗っただけで感染率が劇的に下がったことは容易に想像できるし，それを看破したリスターはやはり天才だった。

　しかし，これまで説明してきた創傷治癒や感染についての知識があれば，リスターの理論が実は正しくなかったことがわかる。創面から細菌を除去する必要はないし，創を乾かすようなドレッシング材料は治癒を邪魔しているからだ。おそらく，リスターのあまりの偉大さにその理論が無批判に信じられてしまい，それが今日まで生き残ってしまったのではないだろうか。ガーゼで創面を覆ってしまうと創は確実に乾いてしまい，その結果，創治癒は遅れてしまうのである。また，擦過創をガーゼで覆うと非常に痛いが，これは「傷が乾燥」したために生じた痛みであり，さらに創面に固着したガーゼを剥がす時も痛みがある。創傷被覆材のメリットの一つに「創面に固着しない」というのがあるが，その逆を行くのがガーゼなのである。

　ガーゼの中には，軟膏のついた網目状のものがあり，皮膚欠損創の治療に好んで使われているが，実はこれも通常のガーゼと大同小異であり，創傷治癒という面からみると好ましくない。実際に皮膚欠損創にこれらの網目状ガーゼを使ってみると，網目の中に肉芽や上皮が入り込んでしまい，それは剥がす際に肉芽や再生した表皮を損傷してしまうのである。

　今日的な目からみて，ガーゼの出番は「浸出液や血液を吸収する」ためと限定されるべきであり，少なくとも皮膚欠損創には使用すべきではない。

7 創の閉鎖で感染が増える？

　皮膚には常に皮膚常在菌が存在し，いくら皮膚を消毒しても，この常在菌を消すことはできないし，消毒で常在菌が一旦少なくなったとしても，それは一時的な減少に過ぎず，時間の経過とともに皮膚の細菌数は元に戻ってしまう。

　また，皮膚に常在菌がいる以上，褥瘡創面にしろ熱傷潰瘍にしろ，あるいは擦過創創面にしろ，これらが無菌ということはありえない。周囲の皮膚から耐えず常在菌が創面に移動してくるため，創面も皮膚同様，いくら消毒しても無菌になることはない。

　すなわち，外傷の閉鎖療法をしていると創面にしても創周囲の皮膚にしても「細菌ごと」被覆材で閉鎖されることになる。つまり，被覆されている創面は無菌ではありえない。となると，細菌がいるのに，それを閉鎖したら中で細菌が増えるのではないかという疑問が生じてくるはずだが，実際にはどうなのだろうか？

　閉鎖療法と閉鎖創面の感染に関するデータは，以前から多数出されているが，感染率が上がったというデータは，これまでに報告されていない。また，被覆材で閉鎖された創面は嫌気性の状態になると考えられるが，ハイドロコロイドの下の細菌叢は通常の好気性の皮膚常在菌であり，嫌気性菌が増えたという報告もない。少なくとも現在まで知られているデータでは，創面を閉鎖することで創感染が増えたというものはないのである。

　なぜ，閉鎖しても感染が増えないのかについては，さまざまな要因が絡み合っていると考えられている。

　まず，創面の温度についてであるが，ガーゼで被覆した場合に比べ被覆材で閉鎖すると創面の温度は高く維持される。通常，白血球などの貪食能は温度が高くなると亢進するが，これが創感染を防ぐのに有利に働いていることは容易に理解できる。同様に，表皮細胞の分裂も温度が高い場合に亢進し，急速な上皮化が得られることで細菌そのものが排除される。また，創面に分泌されている細胞成長因子も低温

では十分に機能できず，正常体温に近い温度の維持されている場合に有効に作用する。

　前述のように，閉鎖した創面は低酸素状態になっている。低酸素状態になると表皮細胞や貪食細胞の活動は低化するが，逆に血管新生は亢進し血行性にもたらされる酸素は増加し，線維芽細胞の活動は亢進する。つまり，湿潤環境下であれば，創面の低酸素状態はトータルとしてみると創傷治癒に有利に作用しているのである。

　温度や酸素以外にも，組織のpHも閉鎖創面で低化するが，これも創傷治癒を促進させる原因となっている。

　このように，閉鎖療法を行っても創感染が増えることはないし，創面の細菌を完全に除去してから閉鎖する必要もないことがわかる。

　このように考えると，医療現場で使われている「清潔・不潔」という言葉が混乱の一因となっているような気がしてならない。「消毒しないから不潔」「消毒したから清潔」「菌がいる状態は不潔」というのが普通の医療関係者の考え方だが，創傷治癒という観点からは細菌が存在しようとしまいと創は同じスピードで治癒し，細菌がいる創の治癒が遅いということもない。すなわち「清潔」「不潔」は創治癒に限ればあまり意味がないのである。創面の細菌は，創が上皮化してしまえば住処を失い，いなくなってしまうのだ。

　「清潔にしないと創が感染する」という誤解が「創傷の消毒」という誤った慣習を生み，細菌がいる創面を閉鎖してはいけないという誤解が閉鎖療法の普及を妨げているのではないだろうか。だとすれば，これはまさしく人類にとって不幸な状況といわざるを得ない。

8 細菌はカテーテルをつたわって感染する

　中心静脈カテーテルに限らず，医療現場では「皮膚を貫いて深部臓器に通じている物」が非常に多い．中心静脈カテーテルで問題になるのが，カテーテルによる感染，つまりカテーテル熱であり，その予防だ．そのため，CDCをはじめとして，さまざまなカテーテル処置のガイドライン，マニュアルが提案されている．

　中心静脈カテーテルを介して起こる細菌感染では，細菌の侵入ルートは二つしかない．カテーテル表面づたいに細菌が侵入するか，カテーテル内面を通じて侵入するか，いずれかであり，それ以外のルートは理論上ありえない．この二つの場合について，感染が起こる条件，感染予防のための方法について考えてみる．

　まず，前者の「カテーテル表面ルート」．この場合は，深部に侵入する細菌は刺入部周囲の皮膚に生息している皮膚常在菌であり，菌はカテーテル沿いにバイオフィルムを形成するなどして深部に進んでいくことになり，これは基本的に縫合糸膿瘍と同じである．事実，カテーテル刺入部に膿瘍を形成することは珍しいことではない．この場合はカテーテルを抜去すれば感染は，すぐに治まることになる．もちろん，このような膿瘍を放置しておけば，そこで繁殖した細菌が組織内に侵入し，やがて全身症状を呈するようになるだろうが，常識的な医療関係者であれば，膿瘍を放置することはないはずだ．

　さらに，このような膿瘍形成をした細菌がカテーテルを刺入している血管内に侵入してカテーテル熱を起こせるかどうかである．カテーテル熱を起こすためには，上記のようにして深部で膿瘍を作った細菌が血管壁を越えて血管内に入り，カテーテル先端で繁殖することが前提になる．この現象が成立するためには，細菌はカテーテル沿いに血管壁を越え，カテーテル先端に移動しなければいけない．問題は，この「カテーテル沿いに血管壁を越え」という部分である．

　カテーテル沿いに移動した細菌が血管内に入るためには，血管壁とカテーテル外壁の間に，最低でも細菌が侵入できる隙間がなければ，

細菌が侵入することは物理的に不可能である（細菌がテレポーテーションなどの超能力を持ってでもいない限りは……）。つまり具体的には，10ミクロン程度の隙間がなければ細菌は血管内に入り込めない。

一方，血液の血漿成分はほとんど水であり，水の分子の大きさといえばナノメートル単位である。通常の細菌と比べると1/1,000〜1/10,000のサイズであり，これはちょうど，象（細菌）と蟻（水分子）の大きさの比と同じくらいだ。常識的には「象（細菌）が通れる隙間」があれば，蟻（血液）はフリーパスで通ってしまうはずである。

血液が血管壁をフリーパスで移動する現象は通常，出血と呼ばれる非常事態に他ならない。しかし，現実にカテーテル刺入部に出血のために血腫ができるのは出血傾向がある患者など，まれな場合に限られている。すなわちこれは，カテーテル外壁と血管壁の間には「細菌が通れる10ミクロンの隙間」は存在しないことを意味している。

つまり，「象は通れるが蟻は通れない隙間」が存在するという超常現象でも想定しない限り，血管外膿瘍からカテーテル先端に細菌が移動することは物理的に不可能なのである。

次に「カテーテル内面ルート」を考えてみる。これはつまり，カテーテル内面が細菌で既に汚染されていることを意味するが，理論的には二つの場合しかない。一つは，点滴液そのものが汚染されている場合と，カテーテル刺入時にカテーテル先端内面に菌が付着してしまった場合のいずれかである。

前者であるが，2002年に東京で発生したセラチアによる集団感染は，セラチアが繁殖していたヘパリン生食を使ったために起こったことは記憶に新しいが，このように汚染された薬剤を使ってしまうとか，三方活栓を使う際に細菌が混入しまうかのいずれかである。最近では，中心静脈のラインの三方活栓は薬剤投与に使わないような方向になってきたが，これは三方活栓の操作でルートが汚染されるという指摘を受けてのものである。

後者のカテーテル刺入時の汚染は，刺入時に皮膚常在菌が針先内面に付着して血管内に運び込まれたことが原因である。従って，その直接の原因は，カテーテル刺入前の皮膚消毒が不十分だったか，皮膚そのものの汚れを落とさずに刺入したかであり，いわば手技的なミスである。従って，このタイプの感染は，カテーテル刺入の直前に入浴させて，よく垢を落とし，皮膚を厳密に消毒することでかなり防げるは

ずだ。

　次に問題になるのが，カテーテル刺入部の処置，具体的にいうと刺入部の消毒方法と何で被覆するかである。CDCでは皮膚を消毒した後，透明なフィルムドレッシングで閉鎖する方法と滅菌ガーゼで覆う方法の二つを併記しているが，これについて考えてみる。

　まず，刺入部の消毒についてであるが，上述のようにカテーテル表面沿いに細菌が侵入したとしても，せいぜいカテーテル周囲の膿瘍を形成するだけであり，それがカテーテル熱の原因になりえないことは，既に説明した通りである。ましてや皮膚は消毒しても無菌化できず，菌は一時的に減少するだけで，カテーテル刺入後に周囲の皮膚を消毒することと，カテーテル熱の予防には直接の因果関係があるとは考えにくい。つまり，刺入後の消毒は，せいぜいカテーテル周囲膿瘍をわずかに減らす程度の効果ではないかと考えられる。また同様の理由で，消毒薬の種類に拘泥するのも，それほど意味があるとは思えない。

　カテーテル刺入部を何で覆うかもよく問題になるが，刺入部周囲の皮膚が無菌でない以上，フィルムドレッシングだろうとガーゼだろうと本質的な違いではないことと推論される。

9 注射前のアルコール消毒は有効？

　注射や採血をする前には，酒精綿で皮膚をゴシゴシこするのが常識である。注射や採血の時，私たちは無意識のうちに，ほぼ反射的に酒精綿を掴み，皮膚をゴシゴシしているはずだ。だが，理論的に考えればこの「酒精綿でゴシゴシ」も実は不要である。

　なぜ，注射や採血の前に皮膚を酒精綿で拭かなければいけないのだろうか。もちろん注射の際に，皮膚の細菌が体内に入ることで感染しないようにである。しかし前述のように，細菌単独で創感染を起こすのは特殊状況下であり（細菌がいる腔が閉鎖腔になったとか），創感染を起こすのは，縫合糸とか血腫とか壊死組織とか異物などが混在している場合である。

　皮膚を消毒せずに注射すれば，もちろん注射針とともに皮膚表面の細菌は深部に持ち込まれる（数としては10個程度らしい）。そして，注射針は立派な異物である。これなら感染が起こりそうな気がするが，ちょっと考えてみるとわかるが，注射や採血は針を留置させるわけでないから注射針はすぐに抜かれてしまう。つまり，10個程度の細菌が体内にもたらされたとしても，感染源となるべき異物はすぐになくなってしまうのだ。これでは感染を起こしようがない。しかも，注射針のような金属が感染源になることは，それほど多くない。たとえ注射針の先が折れて体内に残ったとしても，それが原因で創感染が起こるとは考えにくい。

　実際，アメリカの最近の糖尿病関係の論文をみてみると，インスリン自己注射の際には，衣服の上から直接刺す方法が普及しているとある。もちろん衣服の上からだから消毒はしていない。論文によると，この方法にしても感染率に変化はなかったという。確かに1日数回注射が必要なことを考えると，衣服の上から刺してもいいのであれば，どのような場所でも注射ができることになり，患者のQOLは格段に向上するはずだ。

　さらにこの論文では，インスリンの注射針は1人の患者だけで使う

のだから，1回ごとに取り替える必要はなく，針の切れが悪くなるまで繰り返し使っていると明記している。これもきわめて理に適っている。複数の患者で同一の針を使うのでなければ，針を交換する必要はどこにもない。

　日本では，まだまだ消毒神話，清潔神話が大手を振っているので，この「服の上から注射」が普及するまでには時間がかかりそうな気がするが，アメリカで感染率が変化しない以上，日本の患者でも感染率は変化しないはずである。

　インスリン自己注射前の皮膚消毒が不要であるのなら，採血前の皮膚の消毒だって不要なのである。

10 手術後の縫合創は
　　ガーゼで覆う

　音大生の1日は音階やアルペジオの練習で始まり，外科系診療科病棟の1日は回診で始まる。回診とは，もちろん患者の状態，回復の度合いを観察するために行うが，術後の患者の場合，縫合創の処置が最も大切であり，毎日，ガーゼを剥がして傷を消毒し，新しいガーゼに交換する。外科系研修医にとって術後の回診とは「消毒とガーゼの交換」と同義であろう。

　だが，縫合創をガーゼで覆うことに意味があるのだろうか。ガーゼは何か機能を持っているのだろうか。

　もちろん，ガーゼは「傷を覆うため」に使われている。ではなぜ，創を覆わなければいけないのだろうか。通常考えられているのは「創に外部から細菌が侵入することを防ぐため」という理由だろう。

　皮膚に存在する細菌は2種類に分けられる。皮膚常在菌と通過菌である。前者は常に皮膚に存在し，後者は，たまたま外部からもたらされる細菌である。通過菌の場合は，細菌の侵入ルートをシャットアウトできれば，それが手術創に入り込むことはない。問題は皮膚常在菌である。これは皮膚そのものが細菌の供給源になっているため，皮膚を消毒しても菌は完全に除去できないし，消毒した後でも時間の経過とともに皮膚表面の細菌は増え，消毒前の状態に戻ってしまう。

　これはちょうど，庭に蟻の巣がある状態と同じだ。地面を歩いている蟻をいくら殺虫剤で殺したとしても，ちょっと時間が経って殺虫剤の効果が薄れれば，蟻は巣から這いだしてきて，いつのまにか殺虫剤を撒く前と同じに戻ってしまうはずだ。皮膚を消毒するとはつまり，こういう行為なのである。消毒して滅菌ガーゼで手術創を覆ったとしても，ガーゼの下には消毒前と同じ数の皮膚常在菌が存在することになる。いくら皮膚常在菌であっても，縫合糸があれば縫合糸膿瘍を作ることは可能であり，外部から菌の侵入を防いでも創感染予防にはならないのである。

　このような理由から創部を覆うガーゼに感染予防，あるいは創を清

潔に保つという効果は，全く望めないことになる。

　ガーゼに意味があるとすれば，血液や過剰な浸出液の吸収という意味だけであろう。あるいは，縫合糸が剥き出しだとチクチクするから何かで覆うという使用目的もあるだろう。前者の目的のためだったら紙オムツの方がガーゼより，はるかに効率的に血液を吸収してくれるし，後者の目的のためなら何もガーゼである必要はなく，ティッシュペーパーで十分である。

　要するに，「術後のキズはガーゼで覆う」というのは大昔からの伝承に過ぎないのである。

　さらに，創傷治癒の過程からみてもガーゼで覆う必要はない。一般に手術創などの縫合創は一次治癒が期待でき，この場合は術後24〜48時間で創縁は上皮により完全に閉鎖する。つまり，遅くとも48時間で創縁は閉鎖されることになる。

　逆にいうと，術後48時間以内の創は上皮化していないことになり，この時ガーゼのような「創面を乾燥させる」素材で覆うと，乾燥のために創治癒（この場合は上皮化）が遅れることになる。つまり，術後48時間以内は「乾燥させないもの（＝フィルムドレッシング材など）」で覆うことが望ましいのである。

　では，術後48時間以降はどうかというと，既に創縁が上皮化している以上，表面から深部に細菌が侵入するルートそのものが存在しないことになり，創面を被覆すること自体が無意味なのである。

11 術後の縫合創には消毒が必要

「術後の傷の消毒」は必須の行為として，あるいはルーチンワークとして医学界に定着しているが，縫合創の治癒過程を知ると，その根拠はきわめてあやふやになる。結論を先に書くと，全く意味がないばかりか，むしろ消毒しないほうがいいのである。

まず，通常の縫合創は縫合してから24～48時間で創縁が上皮細胞で覆われる。すなわち，手術創（縫合創）の創面は術後48時間で完全に閉鎖され（もちろん，上皮は覆っているが創全体が強固に癒合しているわけでないから強い力を加えれば創は開くが，これは別の問題である），皮膚表面から深部に細菌が侵入するルートがないということを意味している。術後48時間以降は「皮膚から深部に侵入するルートがない」のであるから，創感染の予防としての消毒には，全く意味がないことになる。つまり，術後48時間以降の消毒は無駄である。

このように書くと「48時間以降であっても縫合糸を通じて細菌が侵入するのではないか？」と反論する人がいるはずだ。しかしこの場合，侵入する菌は皮膚常在菌であり，これは皮膚をいくら消毒しても菌を完全に除去することはできず，消毒で細菌数が減ったとしても，それは一次的で，やがて元の細菌叢，細菌数に戻ってしまう。従って，縫合糸膿瘍は消毒に関係なく起こる現象である。

では，縫合後48時間以内，すなわち創縁を上皮が覆う前の消毒はどうだろうか。この場合，創縁は閉鎖されていないため，消毒液は直接，創縁に作用することになり，創面に対し組織傷害性を発揮することになる。もちろん，濃度が高い消毒薬ほど組織傷害性は強く，原液の消毒薬を創面に作用させると創面の細胞を確実に死滅させることが可能だ。

従って，縫合後48時間に行われる消毒は，縫合創面を傷害し，場合によっては創面を壊死させ，術後の創離開，縫合不全の原因の一つになっているのではないかと類推されるのだ。

手術室でいろいろな医師の手術をみていると，筋膜や脂肪層の縫合

が終わり，これから皮膚（あるいは皮下）縫合という時に，せっせと創縁を消毒している場面に遭遇し，思わずギョッとしてしまうことがあるが，これはまさに，わざわざ「医原性縫合不全」を作っているようなものである。あるいは，創が治らないようにと，わざわざ消毒しているのかもしれない。

　以上のような理由から，手術後の縫合創に対する消毒は，すべて意味がないか逆に危険であると結論付けられる。無意味なだけならまだしも，有害であることが明らかな行為は「医療行為」ではないのである。

　外科系病棟で毎日行われている「創の処置」であるが，これは本来，「創の観察」をするためのものだったはずだ。発赤がないか，腫脹はないか，圧痛がないかは直に創を観察しなければわからない。だから外科医は毎日「創の観察」をするのである。

　しかし「創の観察」という本来の目的がいつしか忘れられ，「消毒してガーゼを交換」という儀式になってしまい，それが残ったのだろう。もしも，外科病棟での朝の貴重な2時間が儀式を消化するためだけに費やされているとしたら，これほど馬鹿げたことはないのである。

12 手術創には無菌操作が必要

　術後，手術創を消毒した後は滅菌した鑷子で摘まみ上げた滅菌ガーゼで創を覆うのが常識である。この行為の是非を俎上に上げてみよう。すでに「縫合創の消毒」が無意味で危険な行為であることは説明したが「滅菌した鑷子と滅菌ガーゼ」はどうだろうか。

　話を単純化するために，ドレーンなどが入っていない単純な縫合創での滅菌ガーゼについて考えてみる。この場合もやはり，「皮膚には必ず常在菌がいて，消毒してもそれを除去することは不可能」という事実が手がかりになる。要するに，1日1回消毒をしているだけの縫合創は決して無菌ではないのである。ましてや，術後に入浴もシャワー浴も禁止している場合，縫合創表面は垢が関東ローム層の如く積み重なっているはずだ。その上，術後1週間以上も経っていれば，その「垢の層」は周囲の皮膚よりも厚く積み重なっている。つまり，「消毒しかしていない」縫合創の周囲は有機物だらけであり，前述のように有機物のある局面をいくら消毒してもポビドンヨードなどの消毒薬は，すぐに失活してしまい，消毒薬としての効果は失っている。つまり，「消毒だけしていて洗っていない」皮膚は，無菌どころではないのである。

　このような皮膚に「滅菌ガーゼ」を使うことに意味はあるのだろうか。滅菌ガーゼに限らず，滅菌物が必要なのは「本来無菌の部位」を操作する場合である。本質的に細菌がいない部位であれば，その操作で菌を持ち込むことは最大限に避けなければいけない。だから滅菌物が必要になる。

　しかし，前述のように，縫合創周囲の皮膚は無菌ではない。「既に菌がいる」部位を覆うのだから，無菌操作も滅菌ガーゼも意味がない。要するに，手術創に対して無菌操作をするのは，ウンコのついた皮膚を「無菌操作と滅菌ガーゼ」で拭き取るようなものである。これは明らかに馬鹿げた行為である。

　ちなみに著者は，ガーゼは創や皮膚の汚れを拭き取るものと割り切

っている。創を覆うためには創傷被覆材やフィルム材のほうが優れているからだ。また，どうせ汚れを拭き取る程度の役割しかないのだから，ガーゼはもちろん滅菌ガーゼでなく「新品の滅菌前のガーゼ」を使用している。常識的に考えて，新品のガーゼが細菌に汚染されているとは考えにくい。

　では，術後の処置に使うその他の器具（鑷子やハサミなど）の滅菌はどうなのだろうか。これは必要である。ガーゼと鑷子（ハサミ）の差は，ディスポーザブルか再利用されるかの違いである。ガーゼは原則的に処置が終われば廃棄され，再利用されることはないが，鑷子やハサミは再利用される。いいかえれば，ガーゼは患者一人に使われるだけだが，ハサミや鑷子は複数の患者で使いまわされる。だから，ハサミや鑷子は使用後に滅菌処置が必要なのである。

　要するに，滅菌物が必要であるということと，無菌操作が必要だということは全く関係がない。本来無菌の部位（深部臓器など）を操作する場合には，滅菌物による無菌操作が必要である。無菌でない部位に対する処置でディスポーザブルの物を使うのであれば無菌操作は不要であるし，再利用するのであれば，再利用前には必ず滅菌しておく必要がある。

13 傷が化膿したら消毒は必要❓

 「傷が化膿したら消毒」というのは一般的には常識的治療であるが，これも実は正しくない。

 問題は化膿している傷（感染している創）に対し，消毒がどのように作用するのかということだ。例えば，ポビドンヨードを例に取ると，その殺菌力の本質は酸化作用である。しかし，この酸化作用は細菌にだけでなく，人体細胞に対しても作用し，それが組織傷害性を持つことは既に説明した通りである。そして，酸化作用は細胞だけでなく，有機物全般にも作用するのである。

 つまり，有機物がある部分を消毒すると，その有機物で酸化力が消費されてしまい，殺菌力は速やかに失われてしまう。ところが創面は有機物で一杯である。血液，浸出液など，至るところに有機物あり，である。まして，化膿している創面の場合，膿汁そのものが蛋白質の宝庫であり，消毒薬を無力化しようと待ち構えている。

 従って，「化膿している創面」をポビドンヨードで消毒しても，消毒薬による殺菌効果は全く期待できないのだ。しかも悪いことに，消毒薬に添加されている界面活性剤も細胞傷害性を持っているため，有機物で殺菌力を失っていても，こちらの方の細胞傷害性だけは残っているのである。つまり，殺菌力はなく，細胞傷害性のみ有するわけで，まさに最悪である。

 さらに，創感染は基本的に細菌単独で起こるより，異物や壊死組織が混在することが普通である。すなわち

 〔常在菌〕＋〔異物・壊死組織〕＝〔創感染〕

なのである。

 従って，感染してしまった創の治療の手順としては，次の通りになる。

〔創感染〕－〔異物・壊死組織〕＝〔常在菌〕

　すなわち，感染している創から異物などの感染源を除くと常在菌が残ることになり，創感染を起こすのに必要な感染源がないため，感染はおさまることになる。これが感染創の治療の原則である。要するに感染源を除去すべきであり，感染源を放置して創感染を治療しようという発想は根本から間違っている。
　逆に，感染創から細菌を除去する試みに意味はあるのだろうか？上記の図式を使うと，

〔感染創〕－〔常在菌〕＝〔異物・壊死組織〕

となる。いうまでもなく，感染創から細菌を抗生剤や消毒薬で除去できたとすれば，異物などが創面に残ることになる。一見，これで感染が治まるように思えるが，細菌は創周囲の健常皮膚にいくらでも存在するため，このような「異物が残された創面」は容易に

〔異物・壊死組織〕＋〔常在菌〕＝〔創感染再発〕

という状態に戻ってしまう。従って，感染創から細菌を除去しようとする試みの多くは，徒労に終わるのである。
　以上のような理由から，「化膿している傷は消毒」は全く無駄である，と結論が得られる。

14 関節穿刺後の入浴はいけない

　関節穿刺は，整形外科の外来で最も日常的に行われる治療手技の一つだろう。そして穿刺が終わった後，医師は判で押したように「今日はお風呂に入らないように」と説明するはずだ。この「関節穿刺後の入浴制限」に意味があるのだろうか。

　基本的に関節腔は血管が入り込んでいないため，各種の免疫機構が十分に働かず感染に非常に弱い部分である。従って，感染の予防には十分注意を払うべきであると，ここまでは正しいが「だから関節穿刺をした後に入浴を制限すべき」となると話が違ってくる。

　関節穿刺後の入浴の是非は，次の2点の問題に集約される。一つは，入浴することで穿刺部とその周辺皮膚の細菌数はどう変化するのか，という問題であり，もう一つは，風呂水の中の細菌が関節腔内に入れるかという問題である。これらを思考実験してみる。

　関節穿刺をする前には当然，刺入部を消毒するだろうが，穿刺後，数時間が経過していれば消毒効果はなくなり，皮膚は消毒前の細菌叢に戻っている。この状態での入浴を考えてみよう。

　まず，入浴による皮膚の細菌数の変化。これはもちろん，入浴することで皮膚の細菌の密度はかなり減少するはず。何しろそれまでは，皮膚という二次元に分布していた皮膚常在菌が，風呂のお湯という三次元空間に散らばってしまうのである。密度が減少しないわけがない。関節穿刺をした部位の皮膚常在菌も当然，通常の状態より少なくなっている。

　細菌が関節腔内に侵入する頻度は皮膚の細菌密度に比例すると考えられるので，当然のことながら入浴させて十分に洗った方が感染の頻度も小さくなることになる。つまり，「関節穿刺の後の化膿性関節炎を予防」するのであれば，入浴した方がいいということになりそうだ。

　次に，風呂のお湯の中の細菌が関節腔内に入れるかどうかである。次項の「手術前の手洗いは滅菌水？」で詳しく述べるが，水道水は基本的に無菌状態であり，通常の感染起炎菌が検出されることはない。

ということは，浴槽洗浄用洗剤できれいに洗った浴槽に沸かして入れた水道水だって菌が繁殖していると考えるのは，ちょっと無理がある（浴槽にレジオネラ細菌がいたらどうするんだと屁理屈を並べる人もいるだろうが，浴槽にレジオネラがいるのは全く別の問題である）。

　もちろん，人間が浴槽につかれば，全身の皮膚にくっついている常在菌の一部は水中に移動するだろうから，浴槽内は全く無菌ではないだろう。風呂に入っただけで人間の皮膚が無菌化するほど，菌が移動するとは考えにくいから，実際に水中に移動する細菌数は，たいした数ではないと予想されるが，ここでは敢えて「風呂の水の中に感染起炎菌がウジャウジャいる」状態を想定してみることにする。

　関節穿刺の後に，風呂のお湯の中の細菌が関節腔に侵入するとしたら，その侵入経路は「関節穿刺をした注射針の通り道がトンネル状に残っているもの」以外にはありえない。穿刺の注射針が18Gだったとしても，その外径は1.25mmである。この1.25mmのトンネルが皮下組織内に維持されていると仮定して，このトンネル内に水が入れるだろうか。実は，これは物理的に不可能である。

　水は粘性を持っているため直径1.25mmの細いトンネルの内腔に水を入れようとすると，かなり高い圧をかけなければいけない。このトンネルに風呂の水を入れる力があるとすれば，水圧によるものか，関節内が何らかの原因で陰圧になる場合しかないはずだ。

　まず，風呂の水圧について考える。水圧は関節に対し均等にかかり，関節腔を押しつぶそうと作用する。この場合，上記の細いトンネルが存在したとしても水圧で真っ先に押しつぶされてしまう。そして，さらに強い水圧が加えれば，関節液がそのトンネルを通って外に押し出されることになる。つまり，関節腔に通じるトンネルがあったとしても，水中ではトンネルが先につぶれるか，関節液が外に漏れ出ることになり，「風呂の水が関節内に」入ることは物理的に不可能である。

　次に，関節腔が陰圧になり，風呂の水を吸い込む可能性はどうだろうか。関節腔が陰圧になるというのは，関節腔が広がる場合である。すなわち，膝関節を例に取ると，大腿骨の関節面と脛骨の関節面の距離が広がることを意味する。すなわち，膝関節が破壊されない限り，そのような現象は起きそうにもない。

　このように考えてみると，関節穿刺後とはいえ，入浴することで浴槽中の細菌が関節腔に侵入することは不可能である。

15 手術前の手洗いは滅菌水で

　手術の前は両手を消毒薬で時間をかけて洗い，滅菌水で消毒薬を流した後に滅菌ガウン，滅菌手袋をつけてから手術を開始するのが常識だ。手術は無菌操作が基本だから，手術前の手洗いも滅菌水で行うのが当たり前……と，何となく納得してしまうが，これも正しいのだろうか。

　まず，水道水中に細菌がいるかどうかについては，各地の水道局が公表しているデータがあるが，それをみると，ほとんど細菌がいないことがわかるはずだ。少なくとも上水道に関する限り，その中の細菌数は「ほとんどゼロ」であるのは間違いないようだ。もちろん，滅菌水の細菌は「まったくゼロ」であるが「ほとんどゼロ」の水道水との間の差は事実上，無視できるのである。ポイントは「手は流水で洗う」点にある。

　これは，「水道水に細菌が含まれていたとして，それが皮膚に付着するのか」ということを思考実験してみると面白い。

　細菌の大きさは，さまざまだが大体1〜10μ程度である。ここで10μの細菌が水道水にいたとしよう。蛇口と手の間の距離を10cmとする。この場合，細菌にとって蛇口からの落下距離は体長の10,000倍に相当する。つまり，細菌にとっての蛇口から手までの距離は，人間の身長（170cmの場合）に換算すると17,000m，つまり17kmもの落差を落下しているのに等しい。これはいうまでもなくジェット機の巡航高度より高い。

　ジェット機の巡航高度から始まる超巨大な滝があって，そこに人間が落ち，17kmの落差を落下し，滝つぼに落ちる前に岩肌に取り付く，ということは考えられるだろうか。つまり，水道水中に細菌がいたとして，それが流水中を落下して皮膚に付着するというのはそういうことである。もっとも，実際には10cmの落下と17kmの落下では後者で空気抵抗がより大きく作用するなどの違いはあるが・・・。

　いずれにしても，水道の流水と流速に打ち勝って水中の細菌が皮膚

に付着するのはきわめて困難だろうし，滅菌水で洗おうと，水道水で洗おうと，手の表面の細菌数に差が生じることはないと考えるのが常識だろう。

 私たちは手術の際，あらかじめ滅菌してある手袋を着用して手術に臨むが，滅菌手袋の使用を提案したのは20世紀初頭の天才外科医ハルステッド（乳癌根治術のスタンダードな術式を作ったことで有名）であるが，その発想の基本は「人間の手はどんな強力な消毒薬で手洗いしても無菌にできない」という事実だった。

 当時，創感染を防ぐために手の消毒が行われるようになったが，どのように消毒しても，手表面の細菌は一次的に減少するのみで，手の皮膚がボロボロになるほど強力な消毒薬を使っても皮膚常在菌をゼロにできないことが明らかにされ，消毒後に時間が経てば，手表面の細菌数は元に戻ってしまうことがわかり，外科医達は途方にくれてしまった。しかし，ハルステッドは「手が滅菌できないのなら，滅菌しておいた手袋をはめればいいだけではないか」と思い付き，それを実行した。まさに逆転の発想であり天才と呼ばれる所以である。

 「手（＝皮膚）は消毒薬で無菌化できない」以上，消毒薬で手洗いした後に滅菌水で流そうが，水道水で流そうが，それは本質的な差ではないだろう。要するに，滅菌水で流して装着した手袋と，水道水で洗い流した後に装着した手袋で，手袋表面の細菌数が変化するわけがないのである。

 「水道水には雑菌がいるから，水道水で洗うと感染の危険性がある」と主張する医療関係者は少なくないが「水道水に雑菌」というのは，飲料水の確保に日夜努力されている水道局の方々に対し，失礼である。

16 術後の創離開は縫合不全

　術後の合併症として，創感染と縫合創の離開は最も多いものだ。この「縫合創離開」の原因について考察してみる。

　手術で縫合した傷が，抜糸後に開くことはまれではない。場合によっては，抜糸前から開いたりする。通常，この「創離開」は皮膚縫合で問題になるが，多くの場合，「縫合した医者がしっかり結紮していなかったから」「結紮した医者が下手だったから」と判断され，個々の医者の技量不足として処理されているのではないだろうか。

　しかし，このような考えは間違っているし，創離開という現象の本質を見失ってしまう。

　なぜ縫合創は開いてしまうかというと，もちろん「開くべき理由」があったからである。「開くべき理由」のほとんどは縫合創縁の血流不足であろう。要するに，創縁の血流不足が原因で創傷治癒の過程が正常に進行せず，ちょっとした外力で創が開いたり，場合によっては創縁が壊死してその結果として縫合不全が起きたのである。

　創縁の血流不足の原因は，いろいろ考えられる。最も多いのは，創縁を無理矢理縫合した場合，あるいは，もともと血流が良くない創縁を縫合してしまった場合である。前者は皮弁採取部を縫縮する時や大きな人工物を皮下に埋入した時にみられるものであり，後者は下腿前面のように皮下組織に乏しい部位を縫合したり，手術の操作で皮膚に分布する血管を傷つけたり，皮膚に対する粗雑な操作で創縁を損傷した場合がこれにあたる。

　「糸をしっかりと結ばなかったから創が開いたんだ」と手術の助手（特に研修医の場合）が非難されることもあるが，これもお門違い，やつ当たりである。皮膚を縫合した糸を強く結べば結ぶほど，縫合部位の血流が傷害されるからだ（皮膚に分布する血管が閉めつけられるのだから当然だ）。要するに「糸を強く結べば皮膚（あるいは組織）はしっかりと癒合する」というのは誤った思い込みに過ぎない。縫合結紮という行為により局所の血流は，正常状態より減少していること

は常に念頭におくべきである。

　縫合糸と皮膚の関係は，紙に糸を通して引っ張っているようなものである。ある限度以上の力を入れて引っ張れば，紙が裂けるか，糸が切れるか，いずれかである。糸も切れず紙も裂けないという状況は絶対にない。

　皮膚縫合（あるいは組織の縫合）もこれと同じで，丈夫な糸で皮膚を縫合し，見掛け上はしっかりと縫合固定されているようにみえていても，ある限度以上の力が縫合部に加われば，糸が切れるか皮膚が裂けるか二つに一つであり，糸も切れず，皮膚もそのままという状況はありえない。そして，糸が切れるにしろ組織（皮膚）が裂けるにしろ，その結果として縫合不全・創離開が起こるのは当然である。

　離開してしまった手術創は通常，デブリードマン（創縁の新鮮化）後に再縫合されることが多い。この時，再縫合した創がきれいに癒合すれば問題ないが，往々にして〔創離開→再縫合→再離開→再々縫合・・・〕という経過を辿ることが少なくない。

　創の再離開が起こる原因は，再縫合のたびに行うデブリードマンで組織が切除されることにある。すなわち，創縁の新鮮化をするたびに創縁の皮膚が切除され，その結果として縫合部位には初回手術よりも強い緊張が加わることになる。つまり，縫合される創縁の血流は，デブリードマンを繰り返すごとに不良になっていくのだ。再縫合した創が，うまく治らない理由はここにある。

　従って，離開創を再縫合するのは，せいぜい2回までと考え，3度目の手術の際は局所に血流のよい組織を移動して閉鎖する手術（皮弁術や筋皮弁術など）など，全く異なったアプローチを考えるべきである。

　また，離開してしまった創に対し「傷があるから消毒してガーゼ」という処置をすると，さらに状態は悪化する。

　消毒薬に組織傷害性があることは何度も説明したが，離開した創縁を「細菌が検出されたから消毒が必要」と考えて消毒すると，創縁が消毒薬によって傷害される。同様に，ガーゼをあてると「創を乾かす」ことになり，これでも創縁壊死を進行させる要因になる。これが「創処置に起因する創の難治化」である。医原性消毒性難治性潰瘍と呼んでもいいだろう。

　「傷が化膿して開いた」という創離開もある。確かに，離開した創

面を創培養してみると細菌は検出されるのだが，これも誤った理解である。これは"infection"と"colonization"を混同しているのである。創面における細菌の存在は創離開の「原因」でなく，創離開の「結果」なのである。

　創が離開した結果として創面ができ，そこに周囲の皮膚の常在菌が移動すたため，創面から細菌が検出されただけである。すなわち，創がなければ細菌は検出されず，この意味で「創離開による結果」としての細菌の存在である。すなわち，"infection"でなく"colonization"であり，細菌を除去する行為（抗生剤の投与，創面の消毒）はすべきではない。

　くどいようだが，このような「細菌が検出された創面」を消毒すると，さらに創を難治化させ，創を拡大・悪化させるだけである。もちろん，創を治癒させまいと考えて消毒しているのであれば，話は別であるが……。

17 市販されている外傷治療用創傷被覆材はない

　創傷被覆材は現在，褥瘡治療用に多くの病院で採用され，また一部の医師の間では，外傷治療に応用されるようになってきた。著者は，かなり前から外傷治療にこの医療材料を使っているが，治療効果は抜群であり，痛くなく，しかも速く治癒し使い方も簡単なため，患者自身に被覆材の交換をしてもらってもほとんどトラブルはない。

　このような治療に慣れてきた患者さんは，必ずといってもいいほど「こういう材料は薬局で売っていませんか？」と質問してくるが，残念ながらハイドロコロイドにしてもポリウレタンフォームにしても，一般の薬局で市販はされていない。現在のところ，このような外傷治療を受けるためには病院を受診するしか方法がない。

　しかし，調べてみると「外傷治療用」と明記されていないものの，その正体は，明らかに創傷被覆材という市販品が存在するのである。この項を執筆している段階では，ハイドロコロイドが数種類，アルギン酸塩1種類が薬局やコンビニで販売されていることを確認している。

　まず，アルギン酸塩であるが，家庭用の「キズ用バンソウコウ」として出血部位に貼付して止血を得る目的で販売されている。これと閉鎖できるフィルム材（これは数種類市販されている）を組み合わせれば，小さな皮膚欠損であれば閉鎖療法が可能であろう。

　次にハイドロコロイドであるが，これは「靴ずれ用・まめ治療用」として市販されている（このためスポーツ店でも販売されている）。サイズの大きいものと小さなものがあるが褥瘡治療に使われているハイドロコロイドと同一製品である。

　実際に病院を受診せずに，この「靴ずれ用」で坐骨結節の表皮剥離も伴う褥瘡を完治させた方や，膝の挫創を自分で治療した方から連絡を受けているが，いずれも問題なく治癒している。

　問題は上記のハイドロコロイドが「外傷に使用しないように」と明記されている点だろう。従って，これらの製品は，あくまでも使用したい人の自己責任で使うしかないが，材質的には医療用のハイドロコ

ロイドそのものであり，他の「傷治療用」と明記されている市販品よりは，はるかに高い治療効果が得られる。

　なぜ，ハイドロコロイドが創傷治療用として販売されていないかであるが，これは単に「ハイドロコロイドによる外傷治療」が，ごく最近始まったからにすぎず，メーカー側としても外傷治療用として想定していないことが原因であり，これが外傷治療に使えないということではない。

　なお，これらの製品を使って外傷治療をする場合は，閉鎖療法自体をよく理解した上で個人の責任の範囲内で行って欲しい。

18 食品包装用ラップは外傷治療に使えない

　食品包装用ラップとはいうまでもなく，食べ残しを冷蔵庫にしまう時に包んだり，レンジでチンする時に使う台所用のアレである。どこの家庭にも転がっていると思うが，実はこれが外傷治療に使え，しかもガーゼより優れた治療効果を発揮するのである。

　皮膚欠損創（擦過創，皮膚剝離創，熱傷，褥瘡など）の治療の基本が「創面を消毒しないこと，創面を乾かさないこと」の二つであることは，何度も説明してきた。特に創の乾燥を防ぐことは，きわめて重要であるが，それを実践するのは非常に簡単だ。創面から分泌される浸出液を逃がさないようにしておけば，自然に創面は湿潤になるからだ。

　このように考えると，閉鎖療法は何も被覆材を使わなくても実践できることになる。要するに，創面を密封して浸出液が常に創面を潤している状況を作ってやればいいからだ。となると一般家庭にあるもので創面を被覆できるものとして，誰でも食品包装用ラップを思いつくだろう。もちろん，ゴミ袋でもビニールの風呂敷でも原理的には同じである。

　最近，褥瘡治療において「ラップ療法」が次第に普及しつつあることをご存知だろうか。これは筆者と同じ相澤病院の鳥谷部先生が提唱された治療法だが，まさに食品包装用ラップを使って褥瘡治療をするものである。治療の詳細は彼のインターネットサイト<http://www1.neweb.ne.jp/wb/decubitus/>をご覧いただくとして，きわめて手軽で安価であり，しかも治療効果が高い治療手技である。

　新鮮外傷よりはるかに病態が複雑な褥瘡で治療効果があるのだから，病態が単純な新鮮外傷で効果がないわけがない。そして実際，擦過創などの新鮮外傷でラップを使うと，きわめて速く創は治癒するのである。

　例えば，擦過創を例にすると，次のような手順で治療をする。
　1）出血している場合は圧迫止血。

2）創面が泥や砂で汚れていたら，シャワーなどで洗い流す。
 3）創周囲の皮膚の汚れはシャワーで流すか，水道水で湿らせたガーゼ（ハンカチ）で落とす。
 4）白色ワセリンがあればラップに十分に塗布する。
 5）ラップを適当な大きさに切り，創面を覆う。
 6）ラップの四辺を絆創膏で固定。
 7）ラップの表面にタオル・ガーゼをあて，包帯固定。
 8）1～2回/日ごとにドレッシングを交換。

　これだけで，軽い擦過創であれば数日で創は上皮化するし，皮膚全層欠損（真皮がすべて失われ，皮下脂肪より深い組織が露出している創）であっても，従来の治療と比べ物にならない速さの治癒が得られるはずだ。もちろん，ちょっとした裂創，切傷であっても原則的にはラップだけで治療可能だ。

　唯一の問題は，これらのラップが「医療用材料」ではないことである。そのため，褥瘡学会で「ラップ療法」について発表すると，「医療用材料でないものを創面に使うのはいかがなものか？　食品用ラップを創面に使って何か問題が起きたらどうする気だ」という反論が必ずあるようである。従って，「外傷のラップ療法」をするのであれば，閉鎖療法の原理を十分に理解し，個人の責任の下に使って欲しい。

　とはいっても，創治癒を遅らせ妨害するだけの医療用材料（＝ガーゼ）の罪に比べれば，ラップ（食品包装用として認可されている）の方が数段安全であろうし，比較にならないほど高い治療効果を持っているのも事実である。

　理想からいえば，医療用の「接着剤の付いていないポリウレタンフィルムドレッシング材」が発売されるのがベストである。患者のために，どこかのメーカーが発売してくれないかと思うのだが，多分，医療用となると値段が高くなることは避けられないだろう。

19 褥瘡洗浄は生理食塩水か水道水

　最近書かれた褥瘡の治療マニュアルには「創面は消毒せずに洗浄する」と書かれているものが多くなったが，その多くは生理食塩水，あるいは滅菌水での洗浄を勧めている。おそらく感染予防という立場から滅菌水を，創面の細胞に最も傷害がないという理由で生理食塩水（しかも，これは滅菌されている）での洗浄が提唱されているものと思われる。

　「家庭での褥瘡処置でも生理食塩水洗浄すべきである」ということから，ご丁寧にも生理食塩水の作り方（水道水1リットルに食塩を○グラム溶かす）まで書いてあるマニュアルも目にする。しかし，常識的に考えれば，この作業を毎日するのはかなり大変である。とても家庭で容易にできるものではない。

　褥瘡洗浄は本当に滅菌水でなければいけないのだろうか？
　水道水で洗浄して感染が起こるのだろうか？
　あるいは水道水で洗浄して何か創面に不都合が起こるのだろうか？
　まず，基本的に水道水（上水道）はほとんど無菌であることは「15. 手術前の手洗いは滅菌水で？」で説明した通りである。となると，「水道水洗浄では，細菌感染の危険性がある」という考えには全く根拠がないことがわかる。すなわち，「水道水洗浄は危険だから滅菌水で洗浄せよ」というのは机上の空論に過ぎない。

　滅菌水洗浄の根底にあるのは，褥瘡は消毒しなければいけないという発想と同じであり，いわゆる同じ穴のムジナである。褥瘡創面に細菌がいることが創治癒しない原因と考えているから，創を消毒し，細菌がいない水で洗えといっているのである。しかし，細菌が検出される褥瘡面は"infection"でなく"colonization"である。細菌の存在は創治癒に影響を与えないし，褥瘡が治癒すれば，細菌は居場所を失っていなくなってしまうのである。

　次に，生理食塩水か水道水か，という問題。生理食塩水による洗浄を勧める専門家の方に，なぜ水道水での洗浄はいけないのかと質問し

たところ「水道水で洗浄すると溶血するから」,「細胞の浸透圧より低いため,細胞が傷害される」という回答だったが,これはどうであろうか。

　まず,褥瘡創面に血球があるのかという問題をさておいても,たとえ溶血が起こったとしても,それが不都合を起こすほどの溶血量になるとは考えにくい。一日中,創部を水道水の中に漬けているわけでないからである。また,褥瘡創面からは絶えず浸出液が分泌されており,ごく短時間で終わってしまう水道水洗浄（あるいは生理食塩水洗浄）が,その後の創面の状態に長く影響を及ぼすとは考えにくい。

　また,浸透圧の差をいうと,生理食塩水は細胞外液と等張であるというだけであり,細胞内液に比べるとかなり低張であり,生理食塩水であっても細胞は膨化し破壊されることでは差がない。

　このような理由から,著者は褥瘡を含め,あらゆる創傷は水道水で洗浄して構わないと思っている（新鮮外傷を水道水で洗うと痛いという問題はあるが）。むしろ,創周囲の皮膚の汚れを落とすためには大量の流水での洗浄の方が効果的であることは明白であり,小量の滅菌水・生理食塩水でチマチマと洗うより,水道の流水で洗った方がはるかに清潔であることは,理論的に考えれば明らかである。

20 褥瘡洗浄には カテキン効果

　カテキンは緑茶の成分の一つである。このカテキンに幅広い細菌に対する抗菌作用が発見され，とりわけMRSAに対する抗菌力を有しているため，褥瘡治療に効果があったとする報告も少なくない。
　しかし，これは本当なのだろうか。
　実際に病院で普通にいれた緑茶（つまり，普通に飲んでいるお茶）の中にMRSAを入れ，細菌数を経時的に測定した実験があるが，対照の生理食塩水ではMRSAは減少しているのに，緑茶の中ではMRSAは時間とともに増加（つまり増殖）しているのだ。つまり，飲料用の緑茶はMRSAに対し，抗菌作用を持たないのである。
　これは要するに，同じお茶を使っていても，普通に急須でお茶をいれるのと，実験室でお茶の葉からカテキンを抽出するのでは，得られるカテキンの濃度が全く違っていることが原因だ。濃度が高ければ抗菌効果を持ち，低い濃度では効果がないというだけのことである。試験管内でよい効果が出たからといって，それがそのまま臨床に応用できるわけではないのである。
　仮に，病室でいれたお茶に実験室と同じような抗菌作用があったとしても，それが褥瘡治療で効果を持つものだろうか。いくらカテキンに抗菌作用があったとしても，カテキン水はすぐに流れてしまう。洗い流した後の創面に抗菌作用がずっと残留すると考えるのは常識的に考えても無理がある。カテキン水の中に一日中患者を漬けて置くのなら，褥瘡創面は無菌状態を維持できるかもしれないが，実際の処置でのカテキン洗浄は1日1回，数十秒程度である。これで「カテキンによる殺菌効果で，褥瘡の治療効果がある」と考える方が無理である。
　これはつまり，1日1回，地球にウルトラマンがやってきて怪獣をやっつけてくれるが，ウルトラマンが地球にいられる時間は3分間のみという状況に似ている。確かに，その3分間の間は怪獣はやっつけられておとなしくしているだろうが，翌日，ウルトラマンがやって来るまでの間の23時間57分間，怪獣たちがおとなしく待っているのを期

待するようなものである．常識的に考えれば，ウルトラマンがいなくなれば，怪獣はまた暴れるはずだし，私が怪獣だったら，ウルトラマンがいる3分間は死んだフリをして，うるさいのがいなくなってから暴れるだろう．

　抗菌力（殺菌力）を有する液体（カテキン水，強酸性水，消毒薬など）による褥瘡洗浄には，このような不自然さがある．そして，それは結局，「創面から細菌を除かなければ褥瘡は治癒しない」と考えている点で，消毒薬による消毒と本質的に同じ発想なのだ．細菌側からみれば，消毒薬だろうとカテキンだろうと強酸性水だろうと違いはないのである．

　創面を消毒しても細菌数はゼロにできないのと同様，いくらカテキンや強酸性水で洗ったとしても，細菌は一時的に減少するのみであり，カテキン（強酸性水）が流れてしまえば，また細菌は繁殖する．

　まして，赤色期褥瘡は"infection"でなく"colonization"である．たとえ，MRSAが検出されようと患者にも創面にも悪影響はないし，そのMRSAを除去する必要もないのである．また，黄色期や黒色期の褥瘡では，消毒やカテキンで菌を除去することに本質的な意味はなく，壊死組織を切除するなどの外科的デブリードマンが必要である．従って，いかなる時期の褥瘡であろうと「抗菌効果のある液体での洗浄」には意味がないのである．

　ではなぜ，褥瘡をカテキンで洗うと効果があったとする報告が多いのだろうか．

　一つは，洗浄直後の細菌数をみているからだ．当然のことながら，抗菌作用を持つ液体で創を洗浄すれば細菌は必ず減少する．しかし，「1日1回」しか洗浄していないのであれば，洗浄後，24時間経過した創面の細菌数も比較すべきだろう．その上で細菌が少ないと結論付けるべきである．

　さらに，臨床的印象として「効果があった」というのは，おそらく「洗った」効果そのものではないかと思われる．洗わない褥瘡とカテキンで「洗った」褥瘡を比較すれば，後者が効果を持つのは当然である．水道水で褥瘡を洗浄したグループとカテキン水（あるいは強酸性水）で洗浄したグループに分け，洗浄直後，洗浄から1時間後，6時間後，そして，24時間後で表面の細菌数を比較してみれば，おそらく両者に差はないだろう．

21 褥瘡からMRSAが出たらさあ大変

　院内感染対策においてMRSAへの対策は重要とされ，MRSAを患者から除去するために，多大なエネルギーが投入されているはずだ。だが，MRSAによる深部臓器の感染と，褥瘡などの開放創面にMRSAが存在することは，意味合いが異なっているのではないかと思う。

　ここでは褥瘡とMRSAの関係を，黒色期・黄色期に検出される場合と，赤色期・白色期に検出される場合に分けて考えてみる。

　そもそも根本的に，このMRSAはどこからもたらされたものだろうか。院内感染として，医療器具とか医者・看護師の手などを介して，褥瘡にもたらされたのだろうか。私は，そうではないと思う。この細菌は，まぎれもなく患者さん自身の正常な皮膚や粘膜にいたものであり，それが褥瘡面に移動して定住しただけだと考えている。皮膚に常在菌がいるのと同じで，褥瘡創面（あるいは潰瘍創面）に常在菌がいたって不思議ではないのである。

　抗生剤を投与していると菌交替現象が起こるのは当然である。何らかの原因で長期に抗生剤を投与していれば，その抗生剤に耐性を持つものが選択されることになり，第3世代のセフェムの投与が続けば，それに耐性を持つMRSAしか残らないのは当然だろう。

　そのようにして残ったMRSAが皮膚や粘膜にいて，片方に褥瘡という創面があれば，褥瘡にMRSAが出現するのは時間の問題である。むしろ，周囲の皮膚にMRSAがいるのに，褥瘡創面にだけそれが出現しないというほうが不自然である。

　このように考えると，多くのMRSAは患者さん自身の体そのものが供給源となっていると思われる。MRSAが外部からのみもたらされる場合には，それを除去することは可能だが，患者自身が細菌の供給源になっている場合は，それを完全に除去することは事実上不可能である。

　このようなことを前提に，褥瘡創面のMRSAについて考えてみる。

　まず，黒色期や黄色期の場合だ。黒色壊死が覆っている場合は，そ

の下は広範な膿瘍になっていて，そこからMRSAが検出されるだろうし，黄色期でも常に検出されるだろう。この場合，「MRSAが検出されたのだから，それを除去するために感受性を持つ抗生剤を投与する」のが普通の対応と思われるが，これがほとんど意味を持たないことは，上記の説明から明らかだろう。それは「皮膚から表皮ブドウ球菌を除去するために抗生剤を投与」するようなものだからだ。

　さらに，黄色期や黒色期においては，黒色壊死など創内に存在する壊死組織自体が感染源となっている。この場合は，既に説明した通り「感染源の除去」をまず優先させなければいけない。感染源をそのままにして，感染が治まるわけがないからだ。従って，黒色期や黄色期にMRSAが検出された場合の正しい処置とは，外科的デブリードマンなどを行い感染源（黒色壊死組織など）を除去することであり，抗生剤の投与は全身的な発熱でも起きていない限り意味がないのである。

　次いで，赤色期・白色期に創面からMRSAが検出された場合。これらは，ほとんどの場合，「MRSAによるinfection」でなく「MRSAのcolonization」にすぎない。すなわち，感染症状は起こしていないし，よほど免疫状態が悪化していない限り，ここから敗血症などの合併症を起こすこともまれだ。

　従って，このようなMRSAは無視してよく，褥瘡が上皮化すれば「創面のMRSA」は消えてしまう（創面という「居場所」がなくなれば，細菌がいなくなるのは当然である）。また，MRSAのcolonization自体が褥瘡治癒を遅らせるというデータもない。そして当然のことながら，こういうMRSAに対して抗生剤を投与する必要もない。

　しかし，「褥瘡面のMRSAを他の患者に移さない」ことは絶対に必要である。このために有効なのが，「褥瘡の処置は必ずディスポーザブルの手袋を付けて行う（絶対に素手でしない）」ことであり，処置が終わってから手袋を廃棄し，その後に手洗いする，という作業であり，これは厳密に守る必要がある。また，褥瘡面をドレッシングで閉鎖してしまえば，外にMRSAが排出されることがないため，患者を個室で管理する必要もない。

　このように考えていくと，褥瘡を細菌培養する必要性もないことになる。細菌の種類が何であっても治療方針に変化はないし，細菌の種類に応じて抗生剤を投与するわけでもないからだ。

22 断端形成術は必要?

　教科書的には，指尖部損傷（あるいは再接着術ができない指切断）に対する治療は，皮弁で断端を覆う指尖部形成術か骨を短縮して行う断端形成術が推奨されている．しかし，指尖部損傷（切断指を含む）の被覆材による保存的治療を経験すると，断端形成術よりは保存療法の方がいいのではないかという気がしてくる．私は形成外科医としてこれまで数多くの断端形成術，指尖部形成術を行ってきたが，自分が不幸にしてこういう外傷を受傷したら，絶対に断端形成術だけはして欲しくないとさえ思っている．

　まず，断端形成術であるが，これは基本的に「骨を短くして創を一期的に縫合閉鎖」する治療法である．というよりも「創を一期的に縫合するために骨を短くする」治療法である．要するに，創を閉じるために骨を犠牲にしているわけだ．たとえ骨が短くなったとしても，それで傷が治ればいい．しかし現実には，熟練した医師が手術すれば縫合した断端部は10日ほどできれいに閉鎖するが，無理矢理縫合された場合（こういう例は実は少なくない），縫合創が離開し治癒に時間がかかるのが普通であり，完治までに1カ月以上かかることもまれではない．他方，閉鎖療法では骨の短縮はほとんど必要なく，創も30日程度で閉鎖することが普通だ．こうなると，手術で痛い思いをしない分，閉鎖療法の方が患者にとって好ましいことはいうまでもないだろう．

　実際に被覆材で治療してみるとわかるが，骨短縮が必要になることは少なく，出血がひどくてもアルギン酸塩さえあれば止血操作の必要もない．断端を縫合する必要もなければ，創部を安静に保つ必要もない．よほどの高齢者であっても，4週間の経過で切断部は自然な形態に落ち着く．まして，爪の真中くらいのレベルの切断なら，元の指と変わらない長さ，形に再生するし再生した指の知覚はほとんど正常であり，日常生活で不便を訴える症例もほとんどない．

　また，形成外科では切断指をなるべく短くしないために，さまざまな皮弁形成術を工夫してきた．指は，もともと血行のよい部位である

ため，さまざまな皮弁を作れることもあり，実に多種多様な皮弁が開発されてきた。かくいう私も，教科書に書かれていない皮弁術を工夫し，学会で発表したこともあった。しかし，この皮弁形成術は「ケガをしていない正常部位を移動して創部を被覆する」のが手術の本質である以上，本来傷のない部分にまで手術創が及ぶことになる。そして実際，華麗な手術であればあるほど傷跡は長大になる傾向があり，往々にして，この部分の傷跡に瘢痕拘縮や肥厚性瘢痕が生じるのだ。

　受傷直後の患者さんは気が動転しているから「指を短くしない手術をしますね」と説明されれば感謝するはずだ。しかし，抜糸が終わり，冷静になったとき，その長大な傷跡をみて，はたして患者さんは当初のように感謝しているのだろうか。実際，指尖部の変形治癒に対して逆行性指動脈皮弁で再建を行い，手術はうまく行き，指尖部も格好よく再建できているにもかかわらず「こんな傷になるとわかっていたら手術しなかったのに……」といわれた経験がある。おそらくこのように思っている患者は少なくないはずだ。

　要するに，医者の満足度は手術の難易度で大きく左右されるが，患者の満足度は総体的な結果に比例するのである。断端形成術や皮弁形成術，そして閉鎖療法による保存的治療，両方を比較すると，患者の満足度は後者の方が圧倒的に高いと断言する。断端形成術や皮弁形成術で満足しているのは医者だけだと思う。

23 切断指には
アルミホイル法

　切断指，指尖部損傷の保存的治療としては「アルミホイル法」が有名である。これは，20年ほど前に提唱された方法であるが，具体的な治療法は次のようになっている。

　1　創面を消毒する。
　2　創面に消毒薬含有軟膏（ポビドンヨードゲルなど）を塗布する。
　3　滅菌したアルミホイルで指全体を包む。
　4　1週間ごとに創処置を行う。
　5　40日くらいの経過で創面は自然治癒する。

　これを読んでもわかる通り，アルミホイルを使った一種の「閉鎖療法」になっている。実際，この方法が提唱された当時は「湿潤環境による創治癒」という概念自体がそれほど知られていなかったこともあり，「きわめて簡便で驚異の治療効果を持つ革命的治療法」として，もてはやされたことを記憶している。現在でも，切断指にはアルミホイル法で治療を続けていらっしゃる先生方も少なくないはずだ。

　しかし，アルミホイル法と被覆材による治療の両方を経験した立場からすると，積極的に前者を支持する要素はないし，あらゆる面で後者が優れていると断言する。

　まず，治療効果についてである。アルミホイル法は一般に「痛くない治療」と捉えられているし，そう説明されていると思うが，最初にアルミホイル法で治療を受け，その後に被覆材で治療した患者によると，痛みは段違いに被覆材の方が少ないそうだ。アルミホイル法が痛くないというのは，あくまでも従来の「ガーゼを使った乾燥治療」に比較してのことであり，被覆材での治療に切りかえると，あまりの痛みのなさにびっくりされる患者さんが多いのである。

　また，アルミホイル法では浸出液への対策がほとんどとられていないのも問題だ。もちろん，浸出液が多くて創周囲の皮膚が浸軟しても問題はないのだが，周囲の皮膚が浸軟しているのとしていないのでは，

患者さんの快適度はまるで違う。実際，アルミホイル法で治療されている患者さんは，浸出液による不愉快さ（それを自覚していようと自覚していまいと）を強制されているのだ。

その点，浸出液の吸収能のある被覆材（例：ポリウレタンフォーム）は浸出液を被覆材が吸収・保持してくれるため，周囲の皮膚が浸軟することがなく，アルミホイル法からポリウレタンフォームに切り替えた患者さんに聞くと，その快適さは大違いだそうだ。

そして何よりも，オリジナルのアルミホイル法の治療方法そのものに非論理的な部分が含まれているのに，20年前に提案された治療法を金科玉条の如く無批判に行っているのがおかしい。例えば，創面を消毒薬やポビドンヨードゲルのような組織障害性を有する物質で覆う点は完全に間違っている。これは明らかに痛みの原因になっているし，創治癒の遅延をもたらすものだろう。

また，アルミホイルという「物」に執着している点も変だ。治療に必要なのはアルミホイルという「物質」でなく，創を乾かさないように閉鎖するという「治療原理」であるからだ。それならば，アルミホイルに執着する必要はなく，食品包装用ラップでもビニール袋でもいいはずだ。そして，最も傷が痛くない素材を探すべきである。それもせずに20年前に提案されたアルミホイルに固執している様は，まるで「アルミホイル法原理主義」である。アルミホイルで包むのはあくまでも手段の一つに過ぎないのだ。

さらに，おかしいのは「週に一度の交換（創処置）」という点。なぜ，週に一度なのだろうか。5日でも9日でもなく7日が選ばれた論理的・医学的理由はあるのだろうか。まさか，どんな医者も「ポビドンヨードゲルの効果は7日間持続する」とは思っていないだろうし，実際，浸出液が分泌されている創面のポビドンヨードの殺菌力は，比較的短時間で失活している。となると，「7日に一度」の根拠はどこにあるのだろうか。おそらく，「7日に一度」というのは「1週間は7日だから」以上の理由しかないはずだ。我々の生活が7日単位で動いているからだ。7日に一度の方が，勤務に都合がいいからだ。

となると，上記の「オリジナルのアルミホイル法」の処置間隔は医学的でなく，社会的慣習で決まっていることになる。であれば，7日に固執するのは明らかに滑稽だ。患者の創の状態，浸出液の量によって処置の回数を変えるのが本筋というものだろうし，それが科学だろ

う。あるいは，細菌の増殖スピードなり，使用している薬剤の効果持続時間を根拠に決めるべきだろう。

　要するに，治療間隔をグレゴリオ歴に従わせていることの方が異常であり，非科学的なのである。

　以上の理由から，アルミホイルよりよい素材が手に入るのに，アルミホイルにしがみついているのはおかしいし，20年前に提案された治療法を一字一句違えずに行っているのは滑稽だと思う。治療法の根本にある「治療原理」を理解し，その原則を守りつつ，最善の効果が得られる方法を常に模索すべきではないだろうか。

24 皮膚欠損には植皮術

　植皮術は形成外科，皮膚科の基本的手術の一つであり，現在でもよく行われている。現在，臨床の場で行われている植皮術が，どんな理由で選ばれたかを分析すると，次の3つに分けられると思う。
　　①皮膚欠損の範囲が広すぎ，植皮以外に治療法がない場合
　　②皮弁術などに比べ手術侵襲が少ないので植皮を選択した場合
　　③皮膚欠損があってふさがないといけないため，取りあえず植皮を行った場合
　①の例としては，広範囲熱傷がある。特に全身熱傷の場合は，植皮以外の治療方法はありえず，植皮術以外の選択肢はない。熱傷が地球に存在する限り，当分の間は植皮術は必要な治療手技として残るはずだ。
　②も理解できる。患者が高齢者だったり，さまざまな合併症をもっているとき，手術時間・麻酔時間はなるべく短くしたいし，出血量も抑えたい。こういう場合，植皮術は第一選択となっているはずだ。
　だが，現実に行われている植皮術の大部分は①でも②でもなく，③ではないかと思う。要するに「とりあえずの創閉鎖」として行われる植皮だ。皮膚欠損がある場合，さまざまな閉鎖法があるが，植皮術と他の方法（皮弁形成など）を手術手技的な観点からみると，植皮術の利点は技術的に容易であることだ。皮弁形成術がうまく行えるようになるためには，ちょっと経験が必要だが，植皮は数回練習すれば誰でもできるようになる。おまけに，止血をしっかり行い，固定さえできていれば移植皮膚は大体生着する。要するに，手技的に容易で初心者でも成功率が高いのが植皮術だ。
　しかし，美的な観点からみた時，移植皮膚は完全に生着したとしても決してきれいではない。おそらく術者は「きれいな皮膚を他の部分から取って移植して傷を治します」というような術前説明をしていると思う。この説明を聞いた患者は，怪我をする前のきれいな皮膚に戻るものだと受け取り，手術を受諾するはずだ。しかし，手術が終了し

て移植皮膚をみた時，患者は決して満足していないだろうし，場合によっては「こんなはずじゃなかった！　こうなるなんて聞いていない」と心の底で感じているはずだし，それが正常な反応だと思う。移植された皮膚（特に分層植皮）をみて，「きれいだね」と思うのは手術を行った医者だけだ。

　皮膚移植とは煎じ詰めれば，体の他の部位の皮膚を採取して，皮膚欠損部に移植する手術である。しかし，部位によって皮膚は性状が異なっていて，対側同部位の皮膚を除き一つとして同じものはなく，毛の太さや密度，皮膚の色調，皮膚のきめ，皮膚の厚さなど，部位によって違っている。例えば，自分の前腕伸側の皮膚と屈側の皮膚をみて欲しい。前者は「毛が生え，色が黒く，きめが粗い」皮膚であり，後者は「毛がなく，色が白く，きめが細かい」皮膚である。だから，同じ前腕といっても伸側の皮膚を屈側に移植するとパッチワークになってしまう。要するに，移植した皮膚はどのようにうまく手術したとしてもパッチワークであるという事実からは逃れられないのである。これが皮膚移植術の限界である。

　だから，近隣の皮膚を引き伸ばして，伸びた皮膚を利用し再建する「組織拡張法（Tissue Expander法）」が発表された時，多くの形成外科医は，その価値を即座に理解し「再建法としての皮膚移植」に代わる方法として取り入れたのだと思う。美的な観点からみたとき，両者の差は歴然としているからだ。

　そして現在，皮膚欠損の治療として創傷被覆材を使った閉鎖療法がある。著者が示しているように，かなり広い面積でも1カ月程度で自然に上皮化するし，深い創であっても早期に治癒し，瘢痕拘縮も軽度である。また，創感染を起こすこともほとんどない。かなりの広い面積の欠損創でも閉鎖療法で治癒することは何例も経験している。

　こうなると，広範囲熱傷以外では植皮を行うべき積極的理由がみえてこないのだ。

　植皮術の場合，他の部位の皮膚採取の後が残るし（たとえ「普段みえない場所」であっても傷が残ることには違いはない），四肢の場合，ギプス固定などが必要になるし，下肢のギプスとなると入院治療が必要になる。患者にとっては肉体的，心理的，社会的に大きな負担になってしまう。

　また，皮膚欠損が皮膚全層に及んでいる場合，閉鎖療法でも必ず瘢

痕を残すが，患者の立場に立てば移植皮膚も瘢痕もパッチワークであることに違いはない。そうであれば，「手術でパッチワークをつける」のと「手術なしにパッチワークが残る」のでは大違いである。

　これまで数えきれない皮膚移植術をしてきた医者として書くが，皮膚移植の結果に満足しているのは医者だけであり，患者は決して満足していないと思っている。生着した移植皮膚をみて，きれいだというのは医者の論理でしかなく，患者の感情は無視されていると思う。だから，広範な傷であっても取りあえず閉鎖療法で自然治癒を選択すべきだと考える。たとえ瘢痕が残り，瘢痕拘縮が生じたとしても，その時に対処すればいいだけであり，最初から問答無用で皮膚移植を行い，変な皮膚をくっつけられ，挙句の果てに「瘢痕拘縮が生じた」では，患者が不幸である。

25 強い緊張した創は

　例えば，鉄板の端に穴をあけてナイロン糸を通し，力一杯引っ張ったとする．どうなるか……というともちろん，ナイロン糸が切れ，鉄板はびくともしない．では，同じ太さ，同じ材質のナイロン糸2本結んで引っ張ったらどうなるか．この場合は，2本の糸が同時に切れるだろう．では，ティッシュペーパーに穴をあけてナイロン糸を通し，引っ張るとどうなるか．もちろんこの場合は，紙が切れてナイロン糸は傷一つついていない．

　もちろんこんなこと，当たり前すぎてわざわざ書くまでもないことかもしれない．では，次の例はどうなるだろうか．
　①脂肪層にナイロン糸を通して糸を引っ張る．
　②皮膚にナイロン糸を通して引っ張る．
　③太い骨の真中に糸を通して引っ張る．

　最初の例は，脂肪組織が裂けることはすぐに想像できる．最後の例は，通常であれば糸が切れて骨はなんともない．では2番目の例はどうだろうか？　この場合は，「太くて丈夫な糸」であれば皮膚が裂け，「細くて丈夫でない糸」であれば糸が切れる．要するに，構造的に弱い物が切れ，強い物が残る．当然といえば当然，おそらく，幼稚園児にも理解できる簡単な原理だろう．

　ところが医学現場では，なぜかこの簡単な原理が忘れられてしまうのだ．例えば，「アキレス腱は強い力が加わる部位なので，太い糸で強く結ぶ必要がある」というのは正しい考えだろうか．一見正しそうに思えるが間違っている．どんなに太くて強い糸で力一杯に腱の断端を縫合したとしても，一定以上の力が加われば，糸は切れなくても腱が裂けてしまうからだ．要するに，腱を糸で縫合すると「見掛け上」腱が繋がっているようにみえるが，この状態では，まだ腱は繋がっていない．腱の断端の間に「生きている組織」で結合が完成して，はじめて腱は繋がったといえる．

　となると，「強い力が加わる部位だから非吸収性の糸で縫合する」

という考えも論拠が非常に怪しくなってくる。要するに，縫合糸で固定しているのは見掛けの結合に過ぎないからである。つまり，組織同士が結合してしまえば，糸はあってもなくてもいい（だから非吸収性糸を使う意味はない）のである。

生きた組織同士の結合は煎じ詰めれば血流の再開である。となると，血流の再開を妨げる行為は極力避けなければいけないはずだ。しかし，太い糸で力一杯結紮すればするほど，実は，その部位の血流は阻害されている。組織が強く絞めつけられ疎血状態になるためである。

こういう風に考えてみると「この部位はテンションが強いから1号プロリンで男結びで3回以上結ぶ」という先輩医師の教え（命令？）が，実はとても怪しいものであることがわかってくるはずだ。いくら強く太い糸で結ぼうと，それを上回る力が加われば糸が切れなくても組織が切れてしまう。となると，糸だけ丈夫にしても全く無意味である。

それでは，強い緊張が加わっている部位を縫合するにはどうしたらいいだろうか。答えは簡単で，強い緊張がかからないように工夫すればいいだけである。つまり，腱縫合後だったらギプス固定をするか，皮膚の場合だったらテーピングをするとかそういう工夫をすればいい。そういう補助的処置を行わずに，糸の種類や太さ，結紮の方法を工夫するのは本末転倒である。

こう考えると，骨折治療に使うプレートの物理的強度をいくら高め，スクリューも頑丈で抜けにくくしても，それはあまり意味がないということになりそうだ。この場合も強い力が加われば，骨が砕けるか，プレートが折れるか，スクリューが抜けるかのいずれかだからだ。つまり，「骨も砕けず，プレートも折れず，スクリューも抜けず，しかも骨折部位に強い力が加わっても大丈夫」というのは，物理的に不可能である。

26 ボーンワックスは最良の止血材料

　ボーンワックス（骨蝋）という治療材料がある。ミツロウを主成分とするペースト状のもので，手術の際の骨断面からの出血を止めるための手術材料である。手術の操作で骨を切ると，かなりの出血があり，しかも通常の手段ではなかなか止血できないが，こういう時に骨切断面に詰め込んで出血を抑える目的で使われている。要するに「血液が外に出てこないように出口を封じ込めちゃえ」という原理である。取り扱いが簡便であるため，脳外科や胸部外科をはじめとして，さまざまな手術で使われている。

　だが，このボーンワックスは最良の止血材料とはとても思えないし，むしろ使うべきでない手術材料の一つだと思っている。理由は二つ。感染源になり，骨の癒合を妨げるからである。いずれも手術の成否に関わる重大な合併症である。

　最初の感染源となる点であるが，手術後，長期間に渡って感染を繰り返す症例で，このボーンワックスが原因になっている例はよく目にするし，決して珍しくない。例えば，開頭術後の感染では，前頭洞に詰められたボーンワックスは，かなりの率で感染源になっているはずである。前頭洞は鼻腔に通じているのだから当然であろう。

　同様に，胸部外科領域では胸骨正中切開後に感染を繰り返すことがあるが，胸骨をつないでいるワイヤーを除去しても感染が治まらない場合，骨髄に塗り込められたボーンワックスを疑うべきである。この場合，ボーンワックスは骨髄に深く入り込んでいるため，完全に除去するのは困難である。

　二つ目の「骨癒合の阻害」であるが，なぜか手術をしている医者はほとんど気がついていないようだ。おそらく，骨なんてワイヤーで縛っておけば，くっつくはず程度にしか考えていないためだろう。しかし，ボーンワックスが詰まった骨断面で骨癒合が起こることは理論上ありえないのである。

　皮膚にしても皮下組織にしても腸管にしても神経にしても，組織が

癒合するためには「生きた組織」同士が接している必要がある。死んでいる組織は癒合しないからだ。例えば，切れた神経を縫合することを考えてみよう。この時，神経の断面の間にプラスチックの板を差し込み，断端が接しないようにして神経をつないだらどうなるだろうか。もちろん，神経がつながるわけがない。プラスチック板が邪魔をするからだ。となると，骨接合面にボーンワックスが詰まっていたらどうなるか。もちろんこれは，骨の断面の間にプラスチックの板を置くのと同じである。この板を置いたまま，いくら骨をワイヤーで骨片を強く結合しても骨の癒合が起こるわけがない。これで骨がくっついたら奇跡である。

　基本的に組織の修復（癒合）は，その組織の血流が十分であれば速やかに起こり，逆に血流の悪い骨は癒合に時間がかかる（手の舟状骨骨折がこの例）。つまり，骨折面は「止血に困るほど」血流が良い組織であれば，基本的に癒合しやすいのだが，骨断面にボーンワックスを詰め込む作業は，この血流を遮断しているのと同じである。いずれにしても，術後感染を予防し骨癒合を期待するのであれば，ボーンワックスは手術終了前に完全に除去すべきであろう。

　同様に，手術用の接着剤として，まだ時々使われているアロンアルファ（確かこの製品は，もともと手術目的に開発されたはずである）も問題である。これは主に，骨や軟骨の接合に使われているが，これもボーンワックス同様，組織の癒合を邪魔する「プラスチックの板」に過ぎず，一時的な固定になっても，結局は組織の癒合にとって単なる邪魔物であり障害物でしかない。

　このように考えると，骨断面からの出血のコントロールには，被覆材のアルギン酸塩が最適ではないかと思う。止血能力は抜群に高く，除去するのも簡単，万一，体内に残留したとしても他の止血材料のように異物として残存せず，数カ月で完全に吸収されてしまうらからである。

27 褥瘡があれば細菌検査

　すべての褥瘡において細菌検査（細菌の種類の同定や抗生剤の感受性試験）は不要であることを論証してみたい。論理的に演繹すれば，どんな場合でも細菌検査をする必要はないのである。なぜかというと，細菌の種類がわかっても，感受性のある抗生剤が判明しても，それは治療方針の決定に何ら影響を及ぼさないし，患者の予後，褥瘡の予後にも一切関係ないからである。いわば，それらは治療にとって「不要な情報」に過ぎない。

　まず感染を伴っていない褥瘡，すなわち"colonization"の褥瘡について考える。これは褥瘡周囲の皮膚に発赤などの炎症症状を伴っていないもので，多くの褥瘡はこの範疇に入る。もちろん，膿のようにみえる浸出液はあるだろうし，浸出液は特有の臭気を伴っている。褥瘡表面を培養すれば，必ず何らかの細菌（その多くはMRSAであろう）は検出されるはずだ。しかし，周囲の皮膚に発赤がない限り，それは「感染している褥瘡」ではない。この場合，創面からMRSAが検出されようと緑膿菌が検出されようと，それらの細菌は患者とある一定のバランスを保っており，患者に悪影響を及ぼしているわけではない。従って，このような状態の細菌を抗生剤などで無理に排除する理由はないし，排除したところで褥瘡の状態，患者の状態が改善するわけでもない。また，無理に排除すると最後に登場するのは真菌であり，下手をすると，さらに状況をややこしくするだけである。

　従って，colonizationの状態の褥瘡であれば，細菌の種類を同定することは治療上，全く意味がないという結論になる。

　ただ，いくらそのMRSAがその患者に悪影響を及ぼしていないとはいえ，他の患者（特に免疫低下状態にあるもの）には有害である可能性があるので，褥瘡を処置する際には「MRSAが存在している」ことを前提に，ディスポーザブルの手袋を付けて処置する必要があるが，それ以上の対策を講じる必要はない。

　続いて"infection"，すなわち感染を伴っている褥瘡の場合。これ

は褥瘡表面を黒色壊死組織が覆い，その下には膿が貯留し，周囲の皮膚に発赤などの炎症症状がみられ，全身性の発熱を伴っている場合を指す（くどいようだが「膿のような浸出液が出ている」だけでは感染している褥瘡とはいえない）。こういう褥瘡に対しては，デブリードマンを行い，ドレナージを図るのが医学的常識だろう。まさか，デブリードマンをしないで細菌培養だけ行う医者はいないはずだ（……と，信じたい）。

さて，デブリードマンを行い細菌検査をしたとして，その結果がわかるのはだいたい4日後だろう。この4日後，褥瘡の状態（そして患者の状態）はどうなっているかといえば，ドレナージが効いていればもう既に解熱しているはずだ。膿の量も切開時に比べるとかなり少なくなっているだろう。となると，ここで細菌培養の結果にしたがって抗生剤を投与する必要はあるだろうか。解熱しているのであれば，抗生剤を投与する必要は全くないはずだ。抗生剤を投与しても，患者の状態をそれ以上に改善させることは不可能だからである。

それでは，4日たっても発熱が治まっていない場合はどうだろうか。これはデブリードマンが不完全で，どこかに膿瘍が残っていることを示している。膿瘍が残っているからこそ，発熱が続いているのだ。

こういう症例で細菌感受性を持つ抗生剤を投与して，解熱が得られるものだろうか。おそらく無理だろう。解熱が得られたとしても，それは一時的なもので，またすぐに発熱するはずである。つまり，膿瘍を完全に切開排膿しない限り，患者の状態の改善は望めないのである。このような場合，抗生剤を投与するヒマがあったら，CTなどで残っている膿瘍の有無，炎症部位を探るべきであろう。

従って，いかなる場合であっても褥瘡創面の細菌検査は不要という結論になる。

28 手術創のMRSA感染は院内感染？

　MRSAといえば院内感染，院内感染といえば医療訴訟というわけで，現在の医療現場での感染対策の多くは「MRSA許すまじ」的なものがほとんどであり，そのさまは「MRSA魔女狩り」を思わせる。ここでは，ある「MRSA感染」の症例を提示し，このMRSA感染が「院内感染対策」で防げたかどうかを考えてみたい。

〔症例呈示〕
　症例は小耳症（先天性の外耳形成不全）の患者である。肋軟骨移植による耳介形成術の手術を受け，術後1週間の抗生剤の予防的投与（点滴静注）を行った。術後10日で抜糸した頃から縫合部がカサブタ（黒色壊死組織）で覆われるようになり，やがて創離開となった。そこで創感染を防ぐため，創部を厳重に消毒し消毒薬含有軟膏を塗布して，十分な清潔操作の元でガーゼ保護を行った。しかし，次第に創部に発赤がみられるようになり，膿の排出がはじまり培養の結果はMRSA陽性だった。MRSAに感受性のある抗生剤に切り替えたが創感染は治まらず，蜂窩織炎となったため移植軟骨の摘出を余儀なくされた。
　これに対し患者側は「MRSA感染は院内感染であり，術後早期に個室に移すなどの感染対策を講じれば感染は起こらず，移植軟骨を摘出する必要もなかった」と抗議した。

　現実に，このような「MRSA院内感染」の症例は少なくないと思われるがどうだろうか。ここでは形成外科に関連のある「肋軟骨移植による耳介形成術」を例に挙げたが，もちろん，消化管手術でも頸部の手術でも同様のトラブルは，常に起きる危険性を持っているはずだ。むしろ，このような形でのMRSA感染を経験したことのない外科系医師はほとんどいないと思う。その意味で，きわめて普遍的な例だと思う。
　このようなMRSA感染は三つの局面からみていく必要がある。なぜ

MRSAが出現したのか，MRSAはどこから来たのか，MRSAは個室管理のような院内感染対策で防げるのかの3点である。

まず，最初にはっきりさせておかなければいけないのは，この症例の縫合創離開は，MRSA感染が原因で起こったのではないということだ。MRSA感染は，あくまでも二次的なものであり「創離開の結果」として起きたものに過ぎない。この症例での創離開の原因は，縫合創縁の循環不全である。小耳症への肋軟骨移植では，移植軟骨を納めるためのポケットを作成するが，ポケットは大きく，皮膚はできるだけ薄くする必要があるため，縫合創縁の血流は一般にかなり不良となる。多くの場合はそれでも何とか治ってくれるが，血流不全がある限度を超えた時，縫合不全（創離開）が起こる。

創離開が起これば当然，移植軟骨が露出する。ここで問題は，移植軟骨は血流を持たない組織であるという点である。血流がない以上，移植軟骨は血腫や黒色壊死と同じ「異物」であり，細菌にとっては感染源に他ならない。縫合創縁近くの皮膚にいる常在菌にとっては，この移植軟骨は新たな繁殖の場であり，細菌の移住が始まる。かくして，露出した軟骨表面には皮膚常在菌が繁殖し，周囲の皮膚には炎症症状が生じる。

そして，このような術後の患者の場合，皮膚常在菌はMRSAであることが多い。術後の感染予防のために「1週間の抗生剤点滴連続投与」が行われているからだ。このため，抗生剤に感受性を持つ細菌は，すべて死滅し，耐性を持つ細菌，すなわちMRSAだけしか生き残れないからだ。つまり，術後の予防的抗生剤投与により，MRSAが選択的に残されたといってもいいだろう。実は，移植軟骨に「MRSA感染」を起こしたMRSAはこれである。つまり，この細菌は他の患者の菌が医師（看護師）の手を介して移されたものでなく，患者自身の皮膚の菌が移動してきただけなのである。

となると，このタイプのMRSA感染は患者を個室管理しても，厳密な無菌操作とガウンテクニックを遵守したとしても防げるものではなく，もちろん，通常の院内感染対策を完全に行っても防げないことは明らかである。このようなMRSA感染を起こさないようにするためには，術後の縫合不全を防ぐのが一番の近道であるが，これが院内感染対策と全く無関係であることはいうまでもないだろうし，MRSAに登場して欲しくなければ「術後の抗生剤予防的投与」を止めるしかない

のである。

　また，上記の例で，縫合不全を起こした創部を消毒し，消毒薬含有軟膏で治療しているが，これがさらに縫合不全による創離開を進行させていたことは，いうまでもないだろう。

　ここで示したように，皮膚や創面に常在化してしまったMRSAに対しては，抗生剤も消毒も無力であるし，それを除去することも不可能である。また，移植軟骨のような「異物」に感染してしまったら，それを除去する以外に感染をコントロールする手段はない。もちろん，通常の院内感染対策では発生予防もできない。

　要するに，患者自身の皮膚由来のMRSAか，全くの通過菌（＝体外からもたらされたMRSA）かを区別せずに，十把一絡げにMRSA対策を行うのは意味がないのである。

29 眼瞼下垂症には眼瞼吊り上げ術

　眼瞼下垂症という疾患がある。上眼瞼が十分に挙上できない疾患で眼科や形成外科で手術治療するのだが、その治療として、標準的に行われている術式の一つに以前から疑問を感じていた。ここではその疑問を検証してみようと思う。

　まず、眼瞼下垂症でよく行われているのは挙筋短縮術である。これは眼瞼挙筋を切除・短縮することで、弱くなった挙筋でも十分に開瞼できるようにする手術である。しかし、眼瞼挙筋が全く機能しない場合や収縮力が弱すぎる場合は、挙筋短縮術では効果が不十分のため、他の筋肉に力源を求める手術が選択される。これが「吊り上げ術」であり、力源として使われる筋は前頭筋、すなわち眉毛を挙上する筋である。つまり、眉毛を挙げるのと同時に上眼瞼が上がる仕組みを作るわけである。そこで、上眼瞼（実際には瞼板）と前頭筋（実際には前頭筋が停止する皮下組織）を何かで連絡し、前頭筋の動きを瞼板に伝える工夫が必要となるが、この連絡方法で術式は大きく二つに分かれる。一つは自家組織を使って両者を連結するもの、もう一つは人工物を使って連結する術式である。前者でよく使われるのは大腿筋膜であり、後者で使われるものに合成糸がある。私が納得いかないのは後者の「合成糸を使った眼瞼吊り上げ術」である。理論的に考えると、この術式は、全く効果がないのである。

　念のために、最近出版された眼科学の教科書をみると、「前頭筋吊り上げ術における吊り上げ材料には（中略）、人工材料（スプラミド糸など）がある」と書かれている。さらに、この教科書では「人工材料を使うと（吊り上げが）後戻りすることがあるが、感染の危険性が少ないこともあり、よく行われている」とも明記されている。しかし、物理的に考えれば「後戻りすることがある」のではなく、「百発百中、後戻りする」のである。この手術に吊り上げ効果があるとしたら、それは物理法則に反しているのだ。要するに、こんな手術に効果があるわけがないのである。

このスプラミッド糸を使った手術の方法を簡単にまとめると,「二重瞼のラインと眉毛上部を切開し,瞼板にスプラミッド糸をかけ,糸を眼輪筋の裏を通して眉毛上部に引き出し,前頭筋が付着している皮下組織に糸を結びつける」ということになる。要するに,瞼板にスプラミッド糸を通し,そのスプラミッド糸と皮下組織を結紮するわけである。スプラミッド糸の材質は不明だが,おそらく「合成・非吸収性・編み糸」であろう。多分,抗張力はかなり強いはずだ(だから,この糸が選ばれているのだろう)。一方,瞼板は軟骨であり,皮下組織は単なる結合組織である。軟骨は結合組織よりは強靭だが,ナイロン糸を瞼板にかけて強く引っ張ると簡単に軟骨が切れてしまうことからわかる通り,合成糸より丈夫なわけではない。つまり,瞼板,皮下組織,スプラミッド糸を強い順に並べると「皮下組織<瞼板<スプラミッド糸」の順になる。つまり,これは25で論じた「紙の端に穴をあけてナイロン糸を通し,糸を引っ張るとどっちが切れる」という話と同じである。

 つまり,この手術を行った場合,構造的に最も弱いのは眉毛上部の皮下組織なので,断続的に力が加われば糸は皮下組織に食い込み,どんどん下方(つまり瞼板側)に移動するはずだ(実際には「組織が糸で裂けて瘢痕治癒する」現象が繰り返されている)。決して,「皮下組織に糸を固定した位置のまま」で残るわけがないのである。そして,眉毛上部に結びつけたはずの糸の移動が終わるのは「糸が引っ張られなかった場所」つまり,「吊り上げ」の力が加わらなくなった場所に移動した時点だ。すなわち,吊り上げ術の効果がなくなった地点が力学的に最も安定した位置であり,その位置に移動するわけである。

 上記の教科書では「(人工物による吊り上げは)術後,後に戻ることがある」と書いているが,これは当然だろう。というか,後に戻らないことはありえないのである。要するに,この「人工物による吊り上げ術」は生物学的,物理学的に意味がない手術としか思えないのだ。

 生体において,一つの筋の収縮を物理的に離れた地点に永続的に及ぼすことを企てるのであれば,その2地点を連絡する物質は新陳代謝のある生きた組織でなければ意味がないし,その意味で自家組織でなければならないはずだ。丈夫な人工物(スプラミッド糸のような)と生体組織を物理的に連結させても,結局は両者の力比べになり,強い方は残るが,弱い方は切れてしまう。

30 バイオクリーンルームは細菌感染を防ぐ

　バイオクリーンルームというのがある。医療関係者なら誰でも知っていると思うが，空気中の粉塵や細菌をすべてシャットアウトすることで，ほぼ無菌の状態にした部屋のことだ。要するに，高度の清潔操作が必要とされる手術を行うための手術室である。手術の創感染が手術成績を直接左右する手術では，このバイオクリーンルームを使うことが多く，外科（臓器移植），整形外科（人工関節置換など），眼科（硝子体手術，角膜手術など），口腔外科（人工歯根埋め込み術）など，多くの手術が好んでバイオクリーンルームで行われている。事実，インターネットで検索してみると，実に多くの病院が「当院ではクリーンルームを備えているので，感染の危険性がほとんどありません」というようにいっている。

　だが，果たしてこれは正しいのだろうか。本当に空気の粉塵や細菌をゼロにすることで，細菌感染を防げるのだろうか。さらにいうと，細菌感染をどれほど防げるものなのだろうか。

　まず，基本的に人間の皮膚を消毒しても無菌化できるのは，ごく短時間である。たとえ皮膚表面の細菌はすべて死滅させたとしても，毛穴に存在する皮膚常在菌まで死滅させることは不可能で，この毛穴に残った細菌は，やがて皮膚表面に進出し，時間が経過すれば元の細菌叢に戻ってしまう。実は，このことは100年以上前のロベルト・コッホの時代で既に問題になっていた。当時，人間の手（そして皮膚全体）に常在菌が多数存在していることが発見され，それが通常の消毒では一時的に減るだけで，皮膚を傷害するほど強力な消毒薬でも細菌は消えず，かえって消毒薬で障害を受けた皮膚には，消毒する前より多くの細菌が検出されるようになることがわかっていた。要するに，皮膚の細菌をすべて殺そうとしたら130℃の水蒸気で加圧滅菌するか，皮膚が壊死するほど強力な薬剤を使うか，ガス・バーナーで焼くしかない。まして，ポビドンヨード消毒をした直後にハイポで脱色したり，消毒直後に消毒薬をふき取ったりした場合，殺菌効果はほとんどない

2章 創傷治療の常識非常識

し，垢などの有機物があると失活する消毒薬も手術野の消毒に広く使われている。

これらから考えると，執刀前に消毒した皮膚は無菌でないか，たとえ無菌であったとしても時間がたてば無菌でなく，執刀前に消毒して，滅菌布で覆われていたとしても，患者の皮膚は無菌ではないのである。要するに，バイオクリーンルームのエアフィルタが頑張って，無菌の空気だけを送り込んでくれていても，術野に露出している患者の皮膚が細菌の供給源となっているわけで，バイオクリーンルームであろうとそうでなかろうと，皮膚から術野に侵入する細菌の数は変わらないのである。となると，臓器移植や人工関節置換術などをバイオクリーンルームで行う理由がわからなくなってくる。手術室に持ち込む機材を完全に滅菌し，手術室に出入りする人間も滅菌物だけを身にまとい，手術室に入る空気の塵も細菌も完全に遮断したとしても，術野に侵入する皮膚常在菌の数はバイオクリーンでない手術室の場合と同じなのである。皮膚常在菌が感染起炎菌にならないのであれば話は別だろうが，現実に皮膚常在菌による創感染がある以上，バイオクリーンルームで手術をすることと細菌感染の予防には，直接的な因果関係があるとはとても思えないのである。

まして，これが口腔外科の領域となると，バイオクリーンルームの意味は，さらにおかしなものとなる。口腔内には，きわめて多くの細菌が存在する。それこそ大腸粘膜といい勝負だろうと思う。口腔の細菌数はバイオクリーンルーム内だからといって少なくなるわけではないし，まして口腔内が無菌になるわけでもない。つまり，バイオクリーンであろうとなかろうと，術野となる口腔内の細菌数は同じなのである。わかりやすいたとえをすると，ウンコはバイオクリーンルームに持っていってもウンコであることには変わりないのであって，バイオクリーンルームの中のウンコが「無菌のウンコ」に変化するわけがないのである。

いずれにしても，バイオクリーンルームは完全に無菌の手術を提供してくれているようにみえるが，術野に露出している人間の皮膚や口腔粘膜が無菌でない以上，それは「みかけ上の無菌」でしかないと思う。

それでは術野周囲の皮膚から術創に入り込む細菌を，完全にシャットアウトすることは可能だろうか。まず，通常の消毒薬を使う方法と

消毒してから消毒薬が効果を発揮する時間（最低でも2～3分程度とされている）を待たなければいけないだろう。当然，出血などで術野周囲の皮膚が濡れたら，その度に消毒を繰り返すべきだろう。また，手術の前には術野に露出する皮膚の垢は十分に落としておいた方がいいだろう。滅菌ドレープを貼る方法もいいが，ドレープの下は通常の細菌叢なのだから，ドレープの端がめくれたりしないように細心の注意をはらうべきであろうし，実際にはそれを避けることはかなり難しいかもしれない。

　術野の皮膚に「水も空気も通さない，水に溶けない」特殊な被膜を作る手術材料があれば，それもいいと思う。正常皮膚への悪影響がなければ，おそらくこれがベストであろう。

31 骨折固定プレート感染に閉鎖療法

　下腿骨折の観血的整復術後，縫合創が開くなどして，なかなか治癒しない例がある。中でもプレート固定した症例では，きわめて難治性だったり，骨髄炎をきたしたりすることがあり，臨床上，扱いが難しいことが少なくないが，その原因について考えてみる。

　このような下腿骨折後の離開創や難治性瘻孔の閉鎖術を行った経験を振り返ると，うまく閉鎖できた例もあれば，逆に感染をきたした例もあるが，それらの経過を自分なりにまとめてみると，次のような3群に分けることができそうだ。
①創離開後，早期に閉鎖術を行い，トラブルなく経過した群
②創離開後，時間が経過してから閉鎖を行い，トラブルなく経過した群
③創離開後，時間が経過してから閉鎖を行い，トラブル（ほとんどは創感染）を起こした群

　つまり，創離開（あるいは縫合創縁の壊死）が起こってから短い期間で閉鎖術を行ったものは，ほとんどの例がトラブルなく経過しているのに対し，時間が経過してから閉鎖術を行った症例は，トラブル群と非トラブル群に分かれてしまう。後者を二つに分けている要因は私の経験では，骨折を固定しているプレートが創面に少しでも露出していた時期があったかどうかである。もちろん，露出があったものが感染を起こし，露出がなかったものは，ほとんど感染を起こしていない。

　これらがなぜそのような経過をたどったかを理論的に考えてみると，次のようになる。まず，プレートとその周囲の組織の物理的関係を考えると，プレートは金属であり，いかなる人体組織とも結合することはない。このためプレートの周囲は一種の「腔」になっているはずである（もちろん，組織圧が加わるため潰れているだろうが，組織学的に密着しているわけでないので「腔」は必ず存在する）。そして，この腔はプレート全長にわたり存在し連続しているはずだ。閉鎖術後に感染を起こすか起こさないかは，この「腔」のどこまで細菌が入り

込んでいるかにかかっていると考えられる。そして，この「細菌汚染範囲」は，細菌被爆が始まってからの時間依存性に広がるはずだ（細菌が物理的に移動できる距離は時間に比例するから）。

　創離開後，短時間でデブリードマンをして閉鎖できた症例が感染を起こしにくいのは，この細菌汚染範囲が狭く簡単なデブリードマンで細菌の除去ができるからだろう。逆に，創離開後に時間がたってからデブリードマンしたものは細菌汚染範囲が広く，デブリードマンで細菌を完全に除去するのが困難なためではないかと考えられる。また，縫合糸膿瘍などでプレートの露出を伴わない場合は，創離開から時間が経過しても細菌の存在する範囲は縫合糸の周囲にとどまるため，時間がたってからデブリードマン後，創閉鎖しても感染を起こしにくいのだろう。

　このように考えると，骨折整復後にプレート固定し縫合創離開が生じた場合，離開創深部にプレートを触れたら，直ちに皮弁形成術などの創閉鎖術を行うべきという結論になる（もちろん，単純な再縫合では，また創が開いてしまう）。同様に，縫合創縁に痂皮（実際には痂皮 crust でなく黒色壊死 escharである）が付着していて，その直下にプレートがある場合も，黒色壊死が細菌侵入のバリアになっているわけではないため，この場合も早期にデブリードマンを行い，創閉鎖を講じるべきだろう。また，プレートが露出してしまった場合，細菌の侵入を防ぐ手段があるかどうかだが，実際には完全阻止は不可能だろう。感染予防のためと称して消毒することはよく行われているが，消毒薬のために創面の壊死が進行し，さらに細菌が侵入しやすい環境を作るのが関の山である。従って，骨折が治癒しているのであれば，直ちにプレートを抜去すべきだし，プレート抜去が出来ない場合はむしろ開放創とすべきだろうが，これが感染予防の根本的解決にならないことはいうまでもないだろう。

　なお，このような離開創に対して閉鎖療法が行えるかどうかだが，プレートが少しでも露出していたら閉鎖すべきでないことはいうまでもないと思う。閉鎖することで上述の「腔」が閉鎖腔になってしまうからだ。一方，単純な縫合糸膿瘍で開いた場合は，原因となっている縫合糸が除去できれば閉鎖しても構わないが，閉鎖していいか否かの判断は，実際にはかなり難しいと思われる。

32 慢性骨髄炎治療には持続洗浄

　慢性骨髄炎の治療は一般に非常に難しいとされているが，その理由は明らかである．慢性骨髄炎の病態の本質は何か，ということを避けて通り，本質に踏み込んでいないからである．その本質を理解すれば，治療は決して難しくないし，完治させることもできる．その意味で，現在行われている多くの慢性骨髄炎の治療は，その場しのぎのものばかりである．

　著者の考えでは，難治性の慢性骨髄炎とは「血流のない組織への細菌の定着」であり，その本質は，細菌の存在ではなく血流がないことにある．血流が不十分であるための難治化であり，そのため，一時的に治癒したようにみえても再燃しやすいのだ．このような慢性創では細菌の存在だけを考えても問題解決にはならず，重要なのは「感染が起きている場の状況」に対する認識を持つことである．慢性骨髄炎とは細菌を除去できないから難治性なのでなく，細菌を除去しても感染しやすい状態が変わらないから難治なのである．両者は全く異なっている．

　現在，慢性骨髄炎の治療としては持続洗浄がよく行われていて，抗生剤の長期投与も併用するのが普通だ．この場合，持続洗浄の生理食塩水には抗生剤を混入するのが主流のようである．つまり，このような治療の根底にあるのは「細菌がいるから感染が起こる．細菌が除去できないから難治化している」という考えだ．だから，細菌さえ除去できれば慢性骨髄炎が治癒すると考え，細菌除去の方法をいろいろ工夫・模索しているのだ．

　しかし，ここで抜け落ちているのは「場の状況」，すなわち血流不全に対する意識である．なぜ，難治化するのかという根本理由を考えていない治療法である．だから治療法は根治的なものとならないのである．

　感染症に対しては感染起炎菌を検査し，感受性のある抗生剤を投与するのは治療の基本だが，その投与した抗生剤を患部に運ぶのは血管

であり血流である。患部に血流がなければ，いくら感受性のある抗生剤を投与しても，その薬は肝心の患部に到達できない。線路が通っていない所には電車で行けないのと同じである。電車で行くためには，そこまで線路が敷設されていて電車が走っていなければいけない。同様に，感染の治療として抗生剤を投与しても，血流がなければ患部に到達しないのである。血流の問題は抗生剤だけではない。組織の修復そのものにも直接関与している。血流の悪い部位では正常な組織再生は到底望めないのである。血のめぐりが悪いところで何かしようとしてもうまくいかないのである。

　難治性の慢性骨髄炎が起きている部位の血流は，一般に非常に乏しくなっている。骨そのものも血流が悪くなっているし，その周囲の皮膚や軟部組織も，血流の不良な瘢痕組織に置き換わっていることが多い。とても健常な血流のある組織ではないのだ。つまり，慢性骨髄炎とは血流不全という「場」を背景にして発症しているのである。従って，持続洗浄などで細菌が除去できたとしても「場の状態（＝血流不全）」が変化するわけではない。つまり，持続洗浄治療によって「細菌のいる血流の不良な場」が「細菌のいない血流の不良な場」になっただけのことである。

　このように考えると，なぜその部位が難治性になったかは容易に理解できるだろう。「血流が不十分」だから難治化しただけのことである。もしも正常な血流があれば，多少の細菌がいても貪食細胞が働いて感染は防げるはずだし，投与した抗生剤も十分な量が患部に届き効果を発揮するはずだ。しかし，正常の血流がなければ貪食細胞は感染巣に登場できないし，抗生剤も届かない。もちろん，洗浄によって細菌は除去できるかもしれないが，それは一時的に除菌できているだけのことであり，創周囲の常在菌が侵入すれば骨髄炎は容易に再発する。おそらく，このようなメカニズムから慢性骨髄炎は再発しやすく，難治性となるのである。

　ちなみに，このような慢性骨髄炎の創を「感染の治療・予防」のために消毒すると，状況はさらに悪化する。消毒薬の持つ組織傷害性のため骨も周囲の組織も傷害され，結果として「消毒する前」より，さらに感染に弱くなってしまう。要するに消毒は「感染しやすい場」の状況をより悪くしているだけである。

　となると，治療の方向性としては，細菌の除去でなく「場の状態を

改善」することが重要だ．つまり，骨髄炎の起きている部位に十分な血流が届くようにすることが先決なのである．そして，それが慢性骨髄炎の治療の基本であり，唯一の治療だと思う．

「感染の場」に血流を再開させる手段としては，血管新生を促すか，血流のよい組織を移植するしかない．前者としてはプロスタグランディンE1を投与する方法，あるいは将来的には血管内皮細胞への分化能を持つ幹細胞の移植だろうし，後者としては筋皮弁移植などがある．実際，慢性骨髄炎に対し，デブリードマンと同時に筋皮弁で骨髄炎を起こしている骨表面を覆うと，骨髄炎は見事に治癒することは多数報告されている．

繰り返しになるが，慢性骨髄炎において最も重要なのは，細菌を除去することではなく，感染を起こしにくい，感染が再発しにくい環境（＝正常な血流が十分にある状態）を作ってやることである．

33 口腔内手術後は絶食？

　口腔内の傷がきわめて速く簡単に治ることは，だれでも知っている。例えば，熱い食べ物で口の中を火傷しても半日もすれば痛みはなくなり，翌日には普通に食べられるようになる。火傷をした部位を消毒したわけでもないし，特に薬を塗ったわけでもなく，食べ物に気をつけたわけでもないのに，火傷の傷はきれいに跡かたなく治っている。これは火傷に限った話でなく，口腔内の創なら裂傷でも刺創でも，きわめて早期に治癒する。

　要するにこれは，唾液の中に特殊な成分が含まれて創治癒が速いのでなく，単に，口腔内が常に湿潤だからである。湿潤という創傷治癒に理想的な環境が保たれているから，理想に近いスピードで，どんな傷も治っているだけのことである。この現象は赤唇（外にみえる口唇部分）の挫創と口腔内の挫創両方を観察するとよくわかる。口腔の挫創は痂皮を作ることなく治癒するが，赤唇の創は，よほど気をつけないと痂皮を作り，治癒は口腔内より遅い。逆に，赤唇の創であっても軟膏などで乾燥しないように工夫すると，非常に速くきれいに治癒する。

　それでは，口腔内の創の治癒を遅らせるためには，どうしたらいいだろうか。もちろん簡単だ。口の中を常に乾燥状態にするだけで良い。具体的には，口を開けさせておくとか，口呼吸しかできないようにさせる方法などもあるが，もっと簡単なのは絶飲食にすることである。絶飲食にするだけで唾液の分泌は減少し，口腔内は，またたくまに乾燥して汚くなってしまう。

　では，実際に術後の絶飲食は口腔内の創治癒に影響はあるのだろうか。実験データがあるわけではなく個人的な経験でしかないのだが，明らかに関連しているのである。著者の知人の口腔外科医は，それまで「顎骨切り術後は絶飲食」をルーチンにしていたが，口腔の縫合創の離開や感染が時々あり，治療に難渋していた。しかし，術後早期から飲食させるように方針転換してからは，創離開が起こることもなく

なり，万一離開したとしても，絶食にするのでなく飲食を続けさせていれば，かなり早期に創面が肉芽で覆われ，粘膜が再生することを観察しているという。著者も口蓋裂の術後は3時間後から飲食を開始させているが，骨皮質が露出している口蓋骨も早期に肉芽で覆われるのが常だった。食物残渣が骨表面にくっついたままになっていても，それで感染を起こすわけでもなく，唾液でしっとりと潤った口蓋骨は急速に肉芽でみえなくなった。

　経鼻チューブを入れて経口摂取を止めている患者の口腔内を，先入観のない目でみてほしい。乾燥気味の粘膜は健康にみえるだろうか。唾液で濡れている粘膜の方が健康そうにみえないだろうか。乾燥している口の中って何だか汚くみえないだろうか。こういう直感は大事だと思う。健康そうな外見と不健康そうな外見には，やはりそれ相応の理由があってそうみえているはずだ。口腔内の手術を行っていて，術後はルーチンに絶飲食にしている病院があったら，まず水だけでも経口摂取を許可してほしい。おそらく，それだけで術後の創感染や創離開といった問題は，かなりの率で解決するはずだ。

　この「口腔内手術後の絶食」という医学界の伝統の背景には「傷は安静にしないと治らない」という意識があると思う。「安静にしていれば治る」という，一種の安静神話である。同様の現象は，消化管術後の食事のステップ・アップにもみられる。欧米各国，アジア各国の術後食のステップ・アップを調べてみると，日本が異様にのんびりしていて，常食に戻るテンポが非常に遅いことがわかる。これも形を変えた「安静神話」であろう。日本の医療現場をみていると，この安静神話がみえない形で，あちこちに深く根を張っていることに気づくはずだ。

34 1日に1回
1週間に1回

　医療現場での日常業務をみていると，1日1回とか1週間に1回行われる作業が多いことに気が付く。例えば，術後の縫合創やドレーン刺入部は1日1回処置（いわゆる消毒してガーゼ交換）するのが普通だし，中心静脈カテーテルなら2日に1度とか週に1度の処置が行われる。膀胱留置カテーテルなら2週間に1度だし，気管切開部のカニューレ交換は週に1回くらいだろうか。連続携行式腹膜透析の場合は腹膜炎の予防のために1日1回の処置が必要とされているし，整形外科での創外固定器の刺入部も1日1回消毒して滅菌ガーゼで覆うのが普通だろう。この医療現場での「○日に1度」問題について，その本質について考えてみる。

　1日3回服用する薬がある。なぜ3回なのだろうか。これはもちろん，体内での薬物の代謝スピードによって3回に決まっている。投与してから8時間で有効血中濃度を下回る薬剤があれば，これは8時間ごとに投与しなければ意味がない。だから1日3回の服用が必要になるのである。もしも12時間，有効血中濃度が維持されるのであれば1日2回の投与でいいし，これが24時間であれば1日1回となる。

　このように考えると，上記のさまざまな「処置の間隔」の意味がわからなくなってくる。もしも1日1回処置をするのであれば，その根拠として「処置の効果」が24時間持続することが前提でなければ理論的におかしいはずだ。その効果が48時間持続するのなら2日に1度で十分だし，168時間続くのなら1週間に1度の処置で十分である。そして，そのような根拠のもとに決まった処置の間隔であれば，それを厳密に守ることには意味がある。だが，上述のような消毒がらみの処置について考えると，その根拠はきわめて希薄である。

　まず，皮膚を消毒しても完全に滅菌できず，消毒で皮膚の細菌は少なくできても時間の経過とともに増え，元の細菌数になることは既に19世紀から知られている。つまり，いくら皮膚表面を消毒しても，毛穴に消毒薬が入り込むことは物理的に不可能なため，この部分の細菌

が残ってしまうので当然である。このため，消毒した上を滅菌ガーゼで覆っても覆わなくても，毛穴から皮膚に戻ってくる細菌が少なくなるわけでなく，滅菌ガーゼで消毒部位を覆うのも理論的におかしいということになる。そして，多くの消毒薬は塗布した瞬間に殺菌できるわけではなく，数分間，細菌と接触させることが必要である。従って，消毒した直後に滅菌ガーゼを当てると消毒薬がガーゼに吸い込まれ，殺菌効果となるときわめて疑わしい。また，ポビドンヨードのように有機物があると失活する消毒薬もあり，この場合は洗っていない皮膚（垢という有機物に覆われている）を消毒しても消毒効果は，ほとんどない。

　このように考えると，縫合創の消毒も，気管切開部の消毒も，創外固定器の消毒も，CAPDの消毒も，膀胱留置カテーテルの消毒も，ほとんど意味がないことがわかる。いくら厳密にカテーテル刺入部を消毒したところで，その滅菌効果の持続時間は1時間とか2時間程度である。もしも，消毒が感染予防に有効だというのであれば，最低でも2時間ごと，つまり1日12回は消毒しなければいけないはずだ。1日1回の消毒では，24時間のうちの23時間は「消毒していない状態」と同じだからである。逆に，1日1回の処置で特に感染も起きていないのであれば，1日1回の消毒そのものが不要なのである。ましてや2日に1度，1週間に1度の消毒がらみの処置は，すべて理論的根拠を持たないといわざるを得ない。

　そして根本的な疑問は，なぜ処置の間隔が「日」単位なのか，ということだ。「日」とは要するに地球の自転スピードで決まる時間である。一方，消毒とは細菌を殺す行為なのだから，その間隔は本来，細菌の増殖スピードなどを元にして決められなければいけない。しかし，細菌の増殖スピードが地球の自転速度と無関係なのはいうまでもない。「日」は人間の生活の単位ではあるが，細菌の生活単位ではないのである。

　さらに，おかしいのが「1週間に一度」という処置の間隔である。なぜ，1週間という数字がここに登場するのだろうか。エホバの神が天地創造の7日目を聖なる日と定めたからだろうか？　もちろん，1週間（7日）という時間単位は，人間がグレゴリオ歴を採用しているから出てきた数字だろう。まさか，細菌がグレゴリオ歴に従って生活しているわけではないだろうし，カレンダーをみながら繁殖している

わけでもないはずだ。もしも，日本国が太陰暦のままだったら，日本の病院では，二十四節季に従って処置間隔を決めていたはずである。

　要するに，人間の生活単位と勤務体制（「日」と「週」が単位になっている）に合わせて処置間隔が決めたのが，「1日に1回，1週間に1回」の本質なのである。そうである以上，「ドレッシングの交換は週に1回」という「1週間」には医学的な意味がないし「週に2回の交換」にも意味がないのである。

　ところが「1週間に1度」とマニュアルに書かれてしまうと，それは絶対的な意味を持つ数値として捉えられがちである。そのため，それを守ることが正しいことだと考えてしまう。しかし，このように考えると，その数字を金科玉条の如く考えることの愚かしさがみえてくるはずだ。

35 除菌原理主義

　開放骨折や挫滅創における創洗浄について考えてみる。

　開放性骨折の治療においては骨折の治療（整復）と同時に感染，すなわち骨髄炎の予防が重要である。もちろん，骨髄炎を発症するときわめて難治だからである。このため，整形外科の教科書の開放性骨折の項をみると，初期治療として「創の洗浄とデブリードマンが絶対に必要」と書かれていて，このために大量の生理食塩水（通常はポビドンヨードか抗生剤が混入されているようだ）で洗浄するが，この時は，かなりの圧力をかけて洗浄するのが一般的なようだ。

　これは果たして意味のある治療法なのだろうか。この場合，洗浄に使用されている消毒薬や抗生剤の効果の問題と，圧力をかけて洗浄することの是非を分けて考えたほうが理解しやすい。その上で，この洗浄が骨髄炎の予防として有効かを考えてみる。

　ポビドンヨード入り生理食塩水による洗浄だが，これはおそらく細菌除去効果はほとんどないだろう。理由は創面に存在する有機物（血液など）のため，ポビドンヨードが失活してしまうためだ。次に抗生剤入り生理食塩水洗浄だが，これも全く無駄であろう。使われている抗生剤のほとんどは，静脈投与を前提に作られているものであり，局所洗浄で使用したとしても，殺菌に有効な濃度に到達しているとは到底思えないし，細菌との接触時間もほとんど瞬間的なものに過ぎず，せっかく混入した抗生剤による殺菌作用，静菌作用は期待できないはずだ。まさに「ドブに抗生剤を捨てる」ような使い方である。要するに，ポビドンヨード入り生理食塩水洗浄にしても抗生剤入り生理食塩水洗浄にしても，生物学的な意味での「細菌除去」にはなっていないのである。

　次に，洗浄による細菌の物理的除去であるが，もちろん洗浄することで細菌はかなり除去できる。だが，人間は機械ではなく生身の体であり，高い圧力の水流は組織損傷を引き起こすが，これは細菌除去の目的のための高圧洗浄であっても同じである。事実，洗浄終了後の創

面をみてみるとかなり白っぽくなっていて，非常に強く傷害を受けていることが示唆される。これまでにも，術中の高圧洗浄で起こったとみられている後腹膜気腫の症例も報告されているが，これから考えても，組織はかなりのダメージを受けていると考えるのが当然だろう。

ましてや，開放骨折で洗浄される組織は正常組織でなく，挫滅などの損傷を既に受けているわけだから，正常組織よりさらに高度の損傷を受けることになる。ダメージにより血管が損傷されれば，その部位の血流は減少し，組織障害の修復には時間がかかり，同時に感染に弱くなることは当然のことだろう。まして，洗浄液が無害な生理食塩水ならまだしも，消毒薬はそれ自体，組織障害性を持っているわけで，消毒薬により二重の組織損傷になっているのである。

このように考えると，骨髄炎の予防のために行われている「開放骨折・挫滅創の高圧洗浄（消毒薬入り）」が本当に感染予防効果があるとは考えられないのだ。むしろ組織障害を引き起こし，逆に感染しやすい環境を作っているだけではないだろうか。「感染予防のために細菌を除去」することは必要であるが，細菌除去のみに拘泥するのはバランスを欠いた治療であり，たとえ，細菌が除去できたとしても，その際に発生した組織のダメージが大きければ，結果として「細菌はいないが，細菌感染しやすい環境」だけが残ってしまい，本末転倒といわざるを得ない。ガスバーナーで創面を焼いてしまえば細菌は完全に除去できるが，それをしたら笑いものになるだけだろう。実は開放骨折・挫滅創の高圧洗浄はこの「ガスバーナーで除菌」と本質的に同じなのである。「角を矯めて牛を殺す」とはまさにこのことだろう。

医療現場では，このような珍妙で無意味な医療行為がいたるところでみられるが，その多くに「細菌は除去しなければいけない」「細菌除去さえできれば問題が解決する」という思い込みがあるように思われる。これは「除菌原理主義」と呼ぶべきである。

36 擦過創と褥瘡は別物？

　私は主に新鮮皮膚外傷，つまり，擦過創，挫創，裂創などに対する閉鎖療法について説明しているが，そのような講演を行うと講演後の質疑応答で必ずといっていいほど，「外傷の治療については理解できたが，熱傷の治療ではどうなのか？」「抗癌剤漏出による皮膚潰瘍の治療はどうしたらいいのか？」という質問をいただく。おそらく，同じような疑問を持つ方は多いのではないのだろうか。もちろん，これらは受傷原因が異なっているし，そのため，異なった範疇に含まれる病態である。だが，この受傷原因という要素は後述するように，治療のうえではあまり意味がないのである。

　結論から先にいえば，擦過創も褥瘡も熱傷も各種の皮膚潰瘍も，治療は同じであり違いはない。擦過創で威力を発揮する治療は熱傷でも治療効果を発揮するし，褥瘡で有効な治療材料は抗癌剤漏出による皮膚潰瘍でも有効だ。つまり，これらは「皮膚欠損創」という点では共通しているのである。

　例えば，サッカーで擦りむいた傷と寝たきり患者が摩擦で受傷した表皮剥離を比べてみてほしい。創の状態をみて両者を区別できるだろうか。抗癌剤漏出による組織壊死と，強皮症による指尖部壊死の創面に違いはあるだろうか？　外果の褥瘡と外果の低温熱傷は，見分けられるだろうか？　すべて不可能である。受傷原因が何であれ，「皮膚欠損創」としてみたとき，違いは創の深さだけである。もちろん，熱湯による熱傷と低温熱傷では，同じ皮膚全層壊死になったとしても，違っているのは途中経過だけであり，患部の最終像だけでは区別できないのだ。

　区別できないのであれば，同じ方法で治療するのは当然だろう。もしも途中経過で，その進行を食い止める方法があれば，それをすべきだが，いったん最終形に行き着いてしまえば，受傷原因や途中経過によって治療法を選択する必要はないし，不合理である。治療法は病変の最終像によって決めるべきであり，その最終像に至った原因や過程

で決めるべきではないのである。だから，真皮が残っていれば擦過創でも熱傷でも，閉鎖療法を行うことできわめて速やかに治癒し，治癒過程に差はみられない。同様に，低温熱傷であれ労災事故による皮膚軟部組織欠損であれ，褥瘡であれ，抗癌剤漏出による組織壊死であれ，壊死組織が残っていたらデブリードマンするだけだし，壊死組織がなくなったら肉芽を上げて上皮化させる治療をすべきである。もしも局所の血流が悪ければ血管拡張薬を投与するか，血流の良い組織を移植すればいい。つまり，その創面に適した治療を選択するだけであり，ここに，受傷原因が入り込む余地はない。

このように，褥瘡も擦過創も外傷による皮膚軟部組織欠損も同じ皮膚欠損創なのだと気がつけば，それらに同じ治療が応用できることに考えが至るだろうし，褥瘡の治療に有効な方法があれば，抗癌剤漏出の創面にも応用してみようという発想が生まれるはずだ。

しかし，通常は受傷原因によって治療法を区別して考えている。これは，疾患を臓器別，診療科別に分けて考える現在の医学教育と医療体制が原因である。例えば多くの大学では，熱傷は皮膚科が講義をするし，熱傷患者は皮膚科を受診しているはずだ。だから，外科や整形外科で治療する一般外傷と熱傷は異なったものであって，熱傷の治療は熱傷だけの治療であり，擦過創の治療とは別物と考えてしまう。要するに，熱傷を皮膚科（本来は内科系診療科であるはずなのに）が扱っている以上，一般外傷との接点は失われてしまうのだ。

そして，さらに問題なのが，診療科によって治療法が決まってしまうことだ。つまり，皮膚科的疾患だと考えれば治療は皮膚科の範疇で考えてしまうし，同じ外傷を外科が受け持てば，やはり外科的発想が優先し，皮膚科的発想が入り込む余地はない。要するに，診療科というレッテルが張られた瞬間，治療法の方向性が決まってしまうのだ。これがいかに不合理なものか，あえて説明するまでもないだろう。

繰り返しになるが，これからの外傷治療に必要なのは，創の状態に応じて治療法の選択であり，従来の「診療科別縦割り治療」から脱却することだと思う。

37 皮膚外傷学

　世の中には，いろいろな外科学の教科書があるが，大体最初は「外科学とは」という定義で始まり，「外科の歴史」，「炎症学」，「外傷学」……と進むはずである。それでは教科書を開いてみよう。すると，外傷学といっても，すべての外傷について書かれているわけでないことがわかる。外科学講座における外傷とは，腹部外傷であり胸部外傷だ。具体的には，肝破裂・腎損傷などの腹部臓器損傷と，肺挫傷などの胸部臓器損傷である。現在の外科学の中心が腹部臓器であり胸部臓器である以上，これは当然のことだろう。つまりここには「臓器別疾患分類」の思想が色濃く反映している。

　では，他の講座ではどうなっているのだろうか？　脳外科学講座で教える外傷とは頭蓋骨骨折と脳挫傷であり，整形外科の授業で取り上げる外傷とは骨折と腱断裂，脊髄損傷などだ。そして，眼科では眼球外傷，形成外科では顔面骨骨折，皮膚科では熱傷の授業をする。

　さて，ここで見事に抜け落ちているのが「皮膚外傷」である。ほとんどの人が生涯経験しないままに終わるであろう肝破裂や頭蓋骨骨折については教えるのに，だれもが経験する皮膚外傷については，全く教えられないのである。そして，教わる機会のないまま皆，医者になっているのだ。

　古今東西，生涯に一度も皮膚外傷を経験しなかった人間はいないはずだ。胃癌になったことがない人でも，肺炎を起こしたことがない人でも，切ったり擦りむいたりしたことがない人はいない。骨折したことがない人やアキレス腱断裂をしたことがない人はいても，裂傷を受傷したことがない人はいない。その意味で切傷や擦過傷などの「皮膚外傷」は，急性上気道炎と並んで，最もポピュラーな病的状態なのである。しかし，外科学の教科書を見渡しても「皮膚外傷」という文字は全くない。最も患者数の多い外傷なのに，その概念すらないのが現在の外科学なのである。これはもちろん日本だけの現象でなく，世界中どこの国でも外科の教科書をみれば同じだ。これはつまり，急性上

気道炎についての記載が一切ない内科の教科書のようなものではないだろうか。このように考えると,「皮膚外傷」という概念がないことがいかに異常かわかるだろう。

しかし,現実に救急外来や外科外来には,毎日多数の「皮膚外傷」患者が訪れる。病院に来た以上,治療しないわけにはいかない。その方法を医師はどのようにして学んだのだろうか。どこで医者が「皮膚外傷」の治療法を学ぶかというと,診察室で「先輩医師の治療をみて覚えて」いるのだ。つまり,みようみまねで覚えているのだ。さて,ここで問題なのは,その先輩医師はどこでその治療を学んだかである。もちろん,容易に予想できるように,その先輩医師は,その上の先輩医師のやり方をみて学んできたし,その上の先輩医師は,さらにその上の先輩医師のやり方をみて学んできたはずだ。つまり,みようみまねの治療が連綿と受け継がれてきたわけである。何のことはない,要するに皆,適当に治療してきたのだ。

なぜ,このような治療が許されてきたかというと,人間が丈夫にできているからだ。「消毒してガーゼ」のような間違った治療をされても,それにもめげずに治ってしまうのだ(もちろん,正しい治療をすると,もっと速く治ることはいうまでもない)。だから,適当な治療をしても問題にされなかったのだ。その結果として,治療に時間がかかっても,きれいに治らなくても,それが当然と思っているから不満もないのである。

このような理由から,皮膚外傷という概念は存在しないし,外傷学においても皮膚外傷はないがしろにされてきたのだろう。しかし,いくら皮膚外傷が間違った治療でも治ってしまうとはいっても,皮膚が常に人目にさらされている以上,瘢痕を残して治癒するかしないかは,やはり大きな問題だと思う。「皮膚外傷」の正しい治療について医者が無知であるという現状は,すべての人にとって不幸なのである。

38 人間五十年，下天のうちを比ぶれば…

　眼の硝子体，水晶体と関節軟骨の共通点をご存知だろうか。改まって尋ねるほどのことはないだろうが，両者ともに「血管が入っていない」ということで一致している。もちろんこれは，合目的的というか，それぞれの機能を発揮するために「血管がない」のである。

　例えば，硝子体や水晶体の機能といえばもちろん，光を通すことである。光が通らなければ物がみえないのだから当然である。もしもこの時，硝子体や水晶体に血管が分布していたらどうなるだろうか。もちろん，血管や血液が邪魔をして光は通らなくなる。当然，網膜に像を結ぶこともなくなり，視力を失うことになる。だから，これらの組織に血管は分布していないし，入り込んでもいけない。眼の機能を再優先すれば，当然の帰結である。

　同様に，関節軟骨に血管がない理由も明らかだ。例えば，膝関節を例にとってみよう。この関節は，もろに体重を受ける関節である。下肢の運動のたびに複雑な力が加わり，圧力にさらされる部位である。だから，もしも関節軟骨に血管が入り込んでいたら，運動するたびに血管が切れ，関節腔は血腫で腫れ上がるはずだ。それこそ，運動もおぼつかない状態になる。これでは関節の名折れである。「関節の風上にも置けない奴」として関節業界から蔑まれてしまう。そうなっては困るので（？），関節には血管が分布していないのである。

　要するに，眼球としての機能，関節としての機能を果たそうとすれば血管が入り込む余地はないし，血管は極力排除されなければいけない。そうすることで眼球や関節は，その機能をまっとうすることができる。

　しかし，ここで一つの問題が生じる。血管が分布していないため，新陳代謝がないのだ。血管があれば老廃物を運び出し，損傷を受けた部分があれば材料を運び入れて修復できるが，何しろこれらの器官は血管がないのだから外との交通が一切遮断されている。「陸の孤島」といういい方があるが，その意味で水晶体も関節軟骨も「体の孤島」

である。物をみたり，体を動かしたりという機能は絶対必要であり，欠くべからざるものだ。しかしそのため，新陳代謝の手段を失ってしまう。

　ここであなたが，天地創造の神（もちろん八百万の神でも構わないが）だとしたらどうするだろうか。おそらく，あなたの解決策は一つしかない。硝子体も関節軟骨もあとで修復できないのだから，とにかく丈夫で長持ちするように作り，変性スピードができるだけ遅い素材で作るしかない。そして，その生物種の「寿命として初期設定した時間」プラスアルファまでは，問題なく使えるようにするはずだ。例えば，寿命が2年のネズミだったら2年数カ月くらい，寿命が100年のゾウだったら120年くらいまで使えるようにするだろう。逆に，平均寿命が2年のネズミで「5年間使える硝子体」は不経済というものである。いわばこれらの器官は「耐用年数」が最初から決まっているのである。つまり，生まれ落ちたときから，不可逆性の老化が始まるのだから，この耐用年数の初期設定は重要であり，それは天地創造の神が決めた種ごとの寿命を元に決めたはずだ。

　要するに，人間に限らずどんな生物だって，体は有限の資源で作られている以上，その資源を無駄なく使って最大の機能を発揮するような初期設定というか，設計図の元に組みたてられているはずだ。10年で寿命が尽きる生物に50年の耐用年数の器官を作ったら，天地創造の神や八百万の神としては失格である。

　となると，天地創造の神はホモサピエンスの体の耐用年数をどのくらいに初期設定していたのだろうか。硝子体の不可逆性の変化として生じるのが白内障，膝関節の軟骨だと変形性膝関節症である。個人差はあるものの，50歳代くらいから少しずつ症状がでる人が多いのではないだろうか。これからすると，天地創造の神がホモサピエンスを創造したときに設定した寿命は40～50年くらいと推論できる。まさに，この年数は能の『敦盛』の一節，「人間五十年，下天のうちを比ぶれば……」である。

　40歳も半ばを過ぎると，なぜかこういうことをしみじみと考えたりする。

第3章
閉鎖療法による治療症例

閉鎖療法による治療症例

　創傷被覆材を使用した外傷などの治療例を供覧する。ご覧いただけばわかる通り，どの症例もきわめて早期に治癒しており，疼痛が驚くほど少ない。しかも治療手技自体はきわめて単純である。

　治療の原則を列記すると次のようになる。

1）いかなる外傷であっても（深いものでも，感染しているものでも）消毒は一切不要であり，むしろすべきではない。

2）単純な裂創，異物の混入のない擦過創，挫創では創周囲を拭く程度でよく，創内，創面を洗う必要はない。

3）明らかな異物混入のある裂創，擦過創，挫創では局所麻酔を行ってブラッシングなどで異物除去を行う。この場合の洗浄も水道水でよいが，創面は愛護的に扱い，過度の圧をかけて洗浄したり，粗暴なブラッシングを行うべきでない。

4）皮膚欠損がある場合，あるいは縫合創縁に挫滅がみられる場合は被覆材のアルギン酸塩をあててフィルム材で密封する。

5）抗生剤は動物咬傷や既に感染している創以外では不要であり，通常の裂創，挫創では抗生剤は投与しなくてよい。

6）動物咬傷の場合は開放を原則とし，閉鎖せずにガーゼドレーンなどを創内に入れてドレナージを行う。この場合，抗生剤投与は必須である。

7）翌日は必ず受診してもらい，被覆材を除去して創を観察する。この時も消毒は不要であり，創と創周辺部の汚れを洗い落とす（洗えない場合は拭いて落とすだけでもよい）。

8）創の部位，深さ，滲出液の量に応じて被覆材を選択する。

9）被覆材の交換時期は機械的に決めず，あくまでも症例ごとに創の状態に応じて決める。

10）ハイドロコロイドのような完全密封型の被覆材は，真夏では1日に2，3回，交換するのが無難である（汗疹，膿痂疹を作ることがあるため）。このため，患者に治療原理を説明し，自分で取り替えてもらうのが最もトラブルが少ない。

【症例1】 5歳男児。走っていて転倒し右頬部に受傷。受傷翌日に当科を受診した。右頬部に擦過創を認めるが，浸出液が乾いて固まり周辺部には痂皮形成がみられる（1）。創面には砂などの異物がなかったため，そのまま薄いハイドロコロイドで被覆した（2）。このように薄いハイドロコロイドは皮膚の色が透過する半透明のため顔面に貼付しても，ほとんど目立たないという利点がある。ちなみにこのような痂皮は水溶性であるため，ハイドロコロイドなどで被覆しておくだけで融解する。翌日の状態を示すが中心部の浸出液の固まりと痂

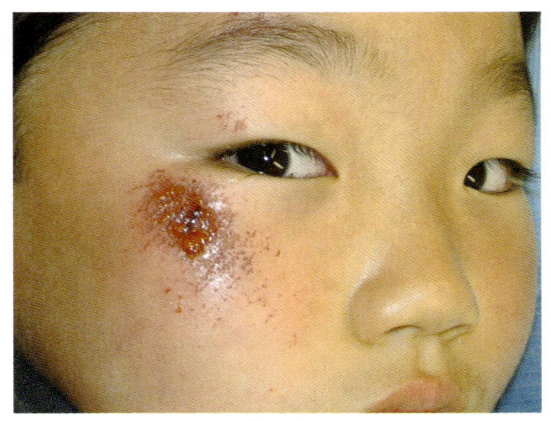

1—1

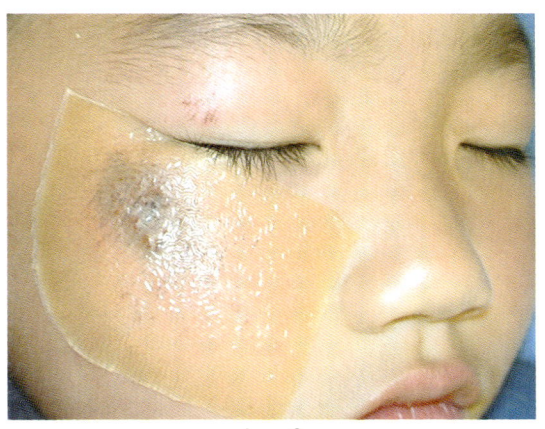

1—2

3章　閉鎖療法による治療症例

皮は，ほとんど除去されていることがわかる（3）。さらに治療開始3日目の状態を示すが，瘢痕を残さず，きれいに上皮化している（4）。この症例でわかる通り，擦過創に伴う痂皮は密封することで自然に除去される。なお，この症例では家族に閉鎖治療の原理と同時に，創面でハイドロコロイドが融解することを説明し，自宅でハイドロコロイドが融けるたびに交換してもらったが，全くトラブルはなかった。

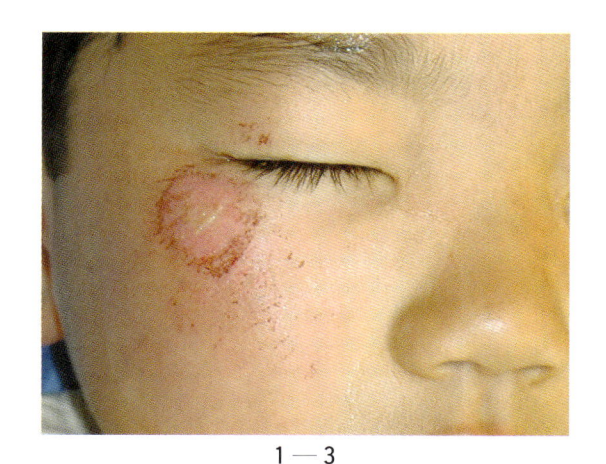

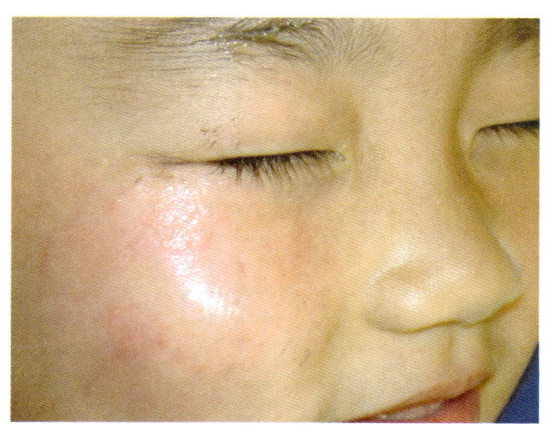

1 — 3

1 — 4

【症例2】 5歳女児。転倒して右頬部に受傷。直ちに近医を受診し，軟膏塗布とガーゼ保護の処置を受け，受傷2日後に当科を受診した。初診時，右下眼瞼，頬部，上口唇にかけて痂皮形成を伴う擦過創を認める（1）。この症例も異物混入がなかったため，そのまま薄いハイドロコロイドを貼付したが，症例1同様，ほとんど目立たないことがわかる（2）。治療開始2日目の状態を示すが，瘢痕を一切残さずにきれいに治癒している（3）。この症例でも家族にハイドロコロイドを交換してもらった。

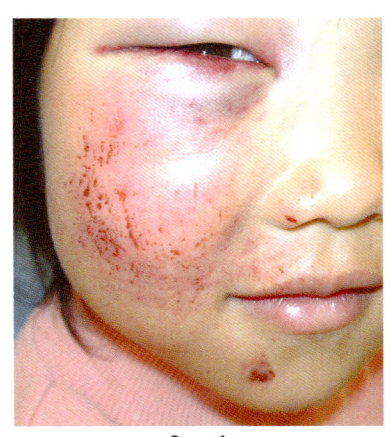

2—1

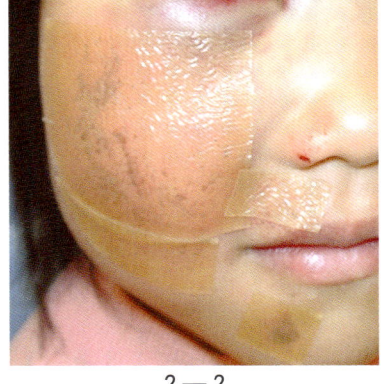

2—2

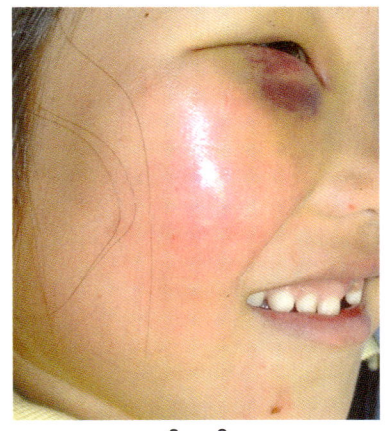

2—3

3章　閉鎖療法による治療症例

【症例3】　49歳男性。飲酒後に自宅の階段を踏み外して受傷。耳介裂傷，顔面の擦過傷などを受傷し近医で処置を受け，3日後に当科を受診した。初診時，外眼角部を中心とした痂皮を伴う創面を認める（1）。この症例でも，直ちに痂皮ごとハイドロコロイドを貼付し創面を密封した（2）。治療開始翌日の状態を示すが，痂皮は，すべて自然の除去され，きれいに上皮化していることがわかる（3）。

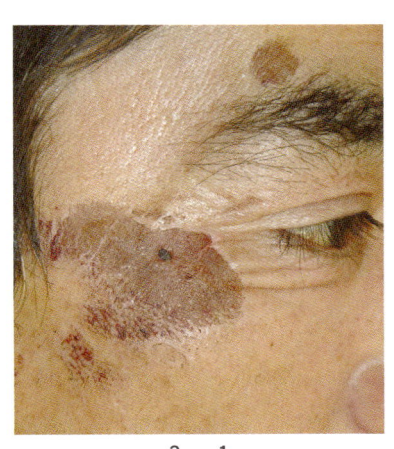

3 — 1

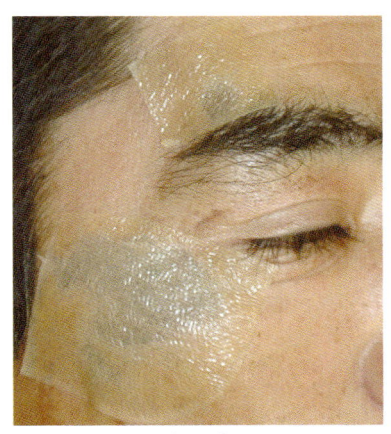

3 — 2

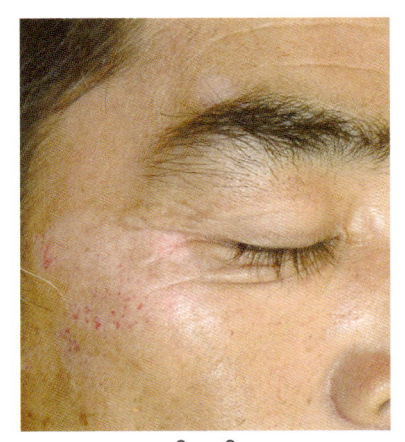

3 — 3

【症例4】 53歳女性。交通事故で顔面外傷のほか，脛骨骨折，肋骨骨折，左膝内側半月板損傷などを受傷し当院に緊急入院となった。初診時の顔面の状態であるが，左頬部，下顎部などに出血を伴う擦過創を認めた（1）。この症例も明らかな異物が認められなかったため，汚れを落とした後にアルギン酸塩を貼付しフィルム材で密封した（2）。翌日，出血が止まっていることを確認しハイドロコロイドに替

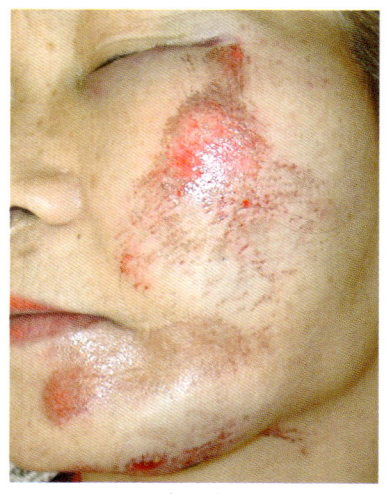

4—1

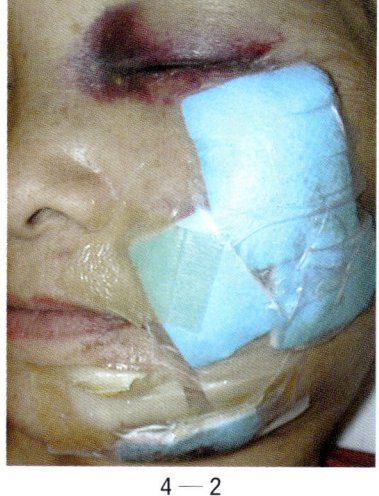

4—2

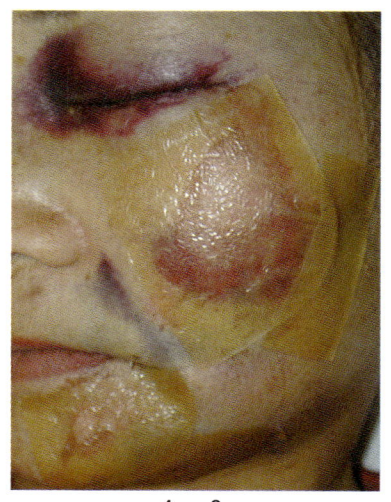

4—3

3章 閉鎖療法による治療症例

え閉鎖を続けた（3）。なお，ハイドロコロイドは融解し，一見，膿のようなゲルになるが，これは全く問題ない（4）。治療開始6日目の状態を示すが創面はきれいに上皮化していることがわかる（5）。さらに治療開始14日目では肌の色もほぼ正常に戻っている（6）。

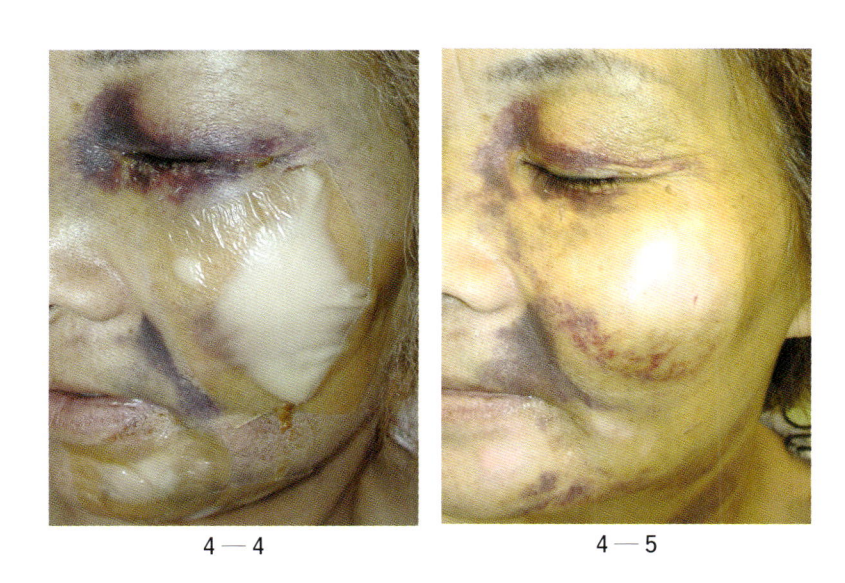

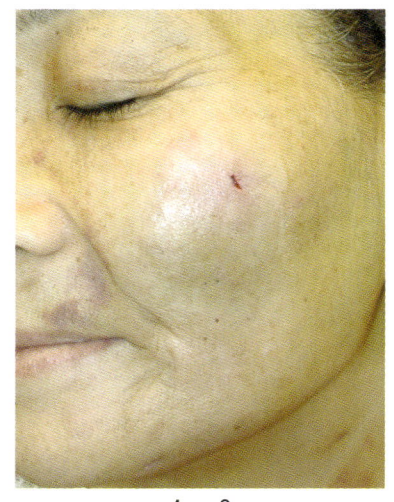

4―4

4―5

4―6

【症例5】 76歳女性。自宅の飼い犬に右手背を噛まれ，直ちに近医を受診したが，皮膚の欠損が大きく植皮が必要とのことで当科を紹介された。右手背尺側を中心に5×5cm程度の皮膚軟部組織欠損を認め，創面には伸筋腱が露出していた（1）。局所麻酔下に創面を水道水で洗ったのち縫合できる部分は縫合し，アルギン酸塩を貼付してフィルム材で閉鎖した（2）。なお，抗生剤は初日のみ点滴投与し，翌日感染がないことを確認した後は経口抗生剤も含め，一切投与していない。治療開始3日目の状態を示すが，伸筋腱は既に肉芽で覆われていることがわかる（3）。ここまではアルギン酸塩を使用し，4日目からはハイドロポリマーの被覆に切り替えた。治療開始直後から日常生活での制限，患肢の安静は一切行わず，患者は農作業（田植え）を毎日行っていた。治療開始11日目の状態を示すが，創面全体がきれいな肉芽で覆われている（4）。この頃から被覆材をポリウレタンフォームに変更した。治療開始17日目の状態を示すが創は著明に小さくなっている（5）。治療開始42日目で創面は，ほぼ上皮化しているが，驚くべきことに瘢痕拘縮は一切なく，左右の手の運動可動域に差はなかった（6）。

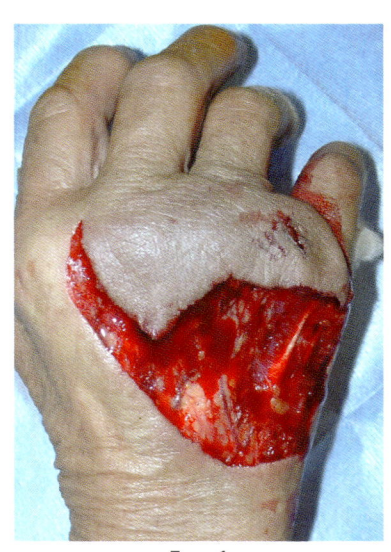

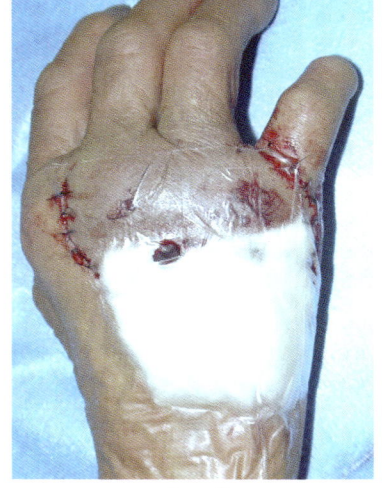

5—1   5—2

3章　閉鎖療法による治療症例

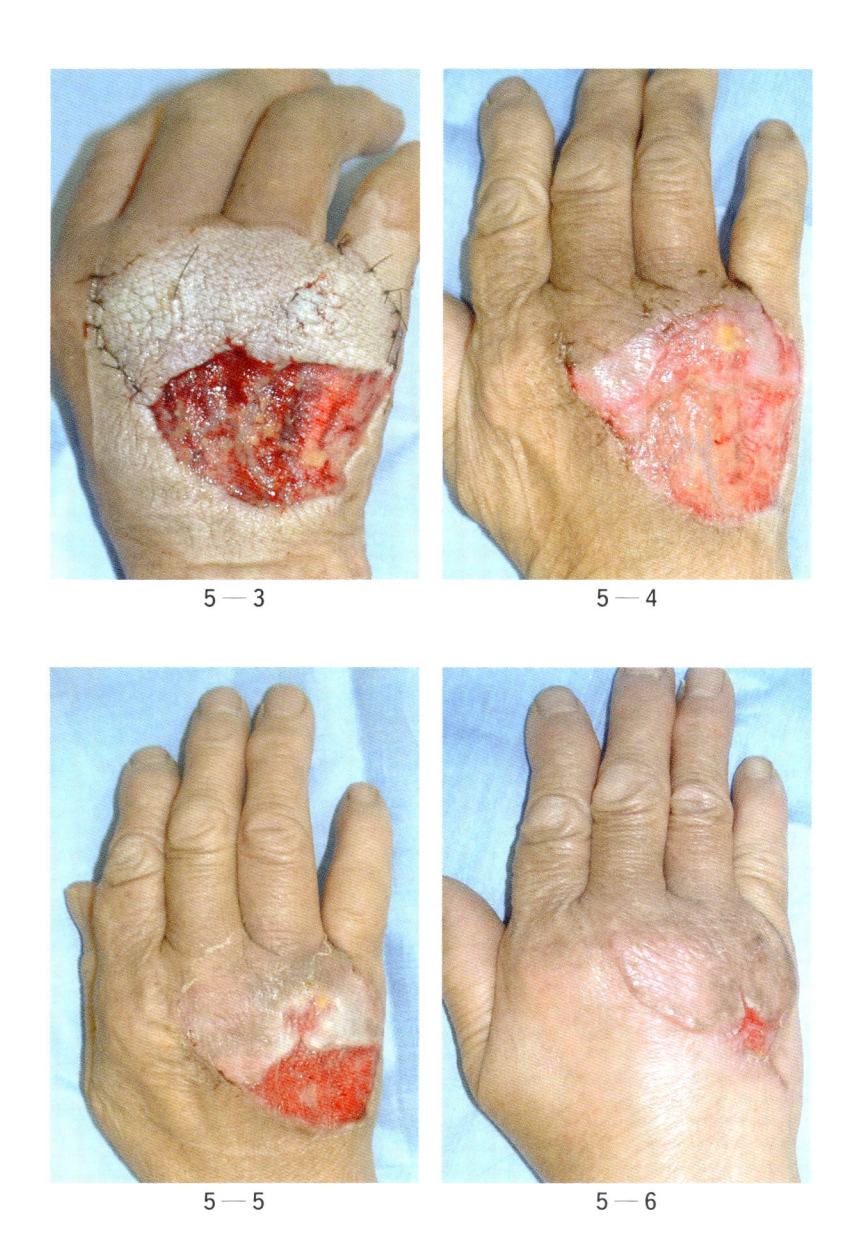

5—3

5—4

5—5

5—6

果たして，この症例で植皮を行ったらどうであったろうか。世界中の教科書には「関節部や可動部の全層皮膚欠損は早期に植皮を行わないと機能傷害を起こす」と書いてあるはずだ。しかし，この部位への植皮となると最短でも2週間のギプス固定が必要になり，採皮部の安静も必要になる。若い患者の場合ならギプス固定をしても，それほど問題は生じないが，76歳ともなると固定による関節拘縮が必発であり，リハビリテーションを行っても関節可動域が正常に戻らないことは，日常診療でよく目にすることである。まして，入院治療が必要となれば，日常生活は大きく制限され，この症例のように「毎日農作業で汗を流す」ことは不可能である。

　この症例以外にも，関節部の全層皮膚欠損や，長径10cm近い全層皮膚欠損創を閉鎖療法で治療し，全くROMに問題ない症例を何例も経験しているが，それらに共通していたのは

1）早期の良好な肉芽形成が得られている。
2）運動制限や患部の安静は一切せず，積極的に患部を動かさせた。

この2点である。いわば「医学の常識」を無視した方針で治療したわけであるが，その結果として，この症例のように「医学の常識」を凌駕する治療結果が得られているのである。このような例を経験すると「関節部の全層皮膚欠損は植皮するのが最良の治療法」という一般的な治療方針が本当に正しいかどうか，疑問を持ってしまう。

3章 閉鎖療法による治療症例

【症例6】 36歳男性。自転車運転中に車を避けようとして転倒し，店のショーウィンドーにぶつかり，左手掌部に受傷。直径約3cmの皮膚軟部組織欠損があり，母指球筋が露出していた。直ちに当院救急外来を受診し，アルギン酸塩とフィルム材での被覆を開始した。受傷3日目の状態を示すが，既に創面は肉芽で覆われているが母指球部で動きの大きい部分の皮膚が失われていることがわかる（1）。この症例に対しては，3日目から1週間ハイドロポリマーでの被覆を行い，ついでポリウレタンフォームでの被覆を続けた。当科での治療開始10日目では創の著明な上皮化が認められる（2）。さらに治療開始21日目では，わずかな肉芽面を残して上皮化していることがわかる（3）。この後，仕事のために外来通院ができなくなり，自分でポリウレタンフォームを交換してもらったが，当科での治療開始から25日目頃，完全上皮化したということで，現在，受傷から3ヵ月を経過しているが，ごく軽度の瘢痕を残すのみで拘縮はなく，機能的な傷害もなく普通に仕事をしている（4，5）。

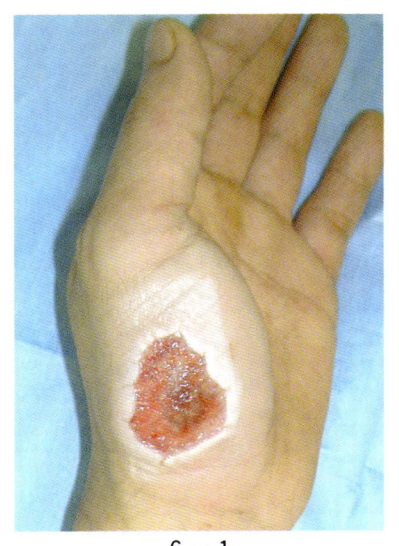

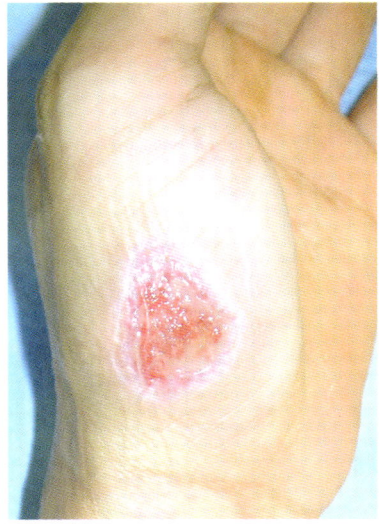

6—1　　　　　　　　6—2

6—3

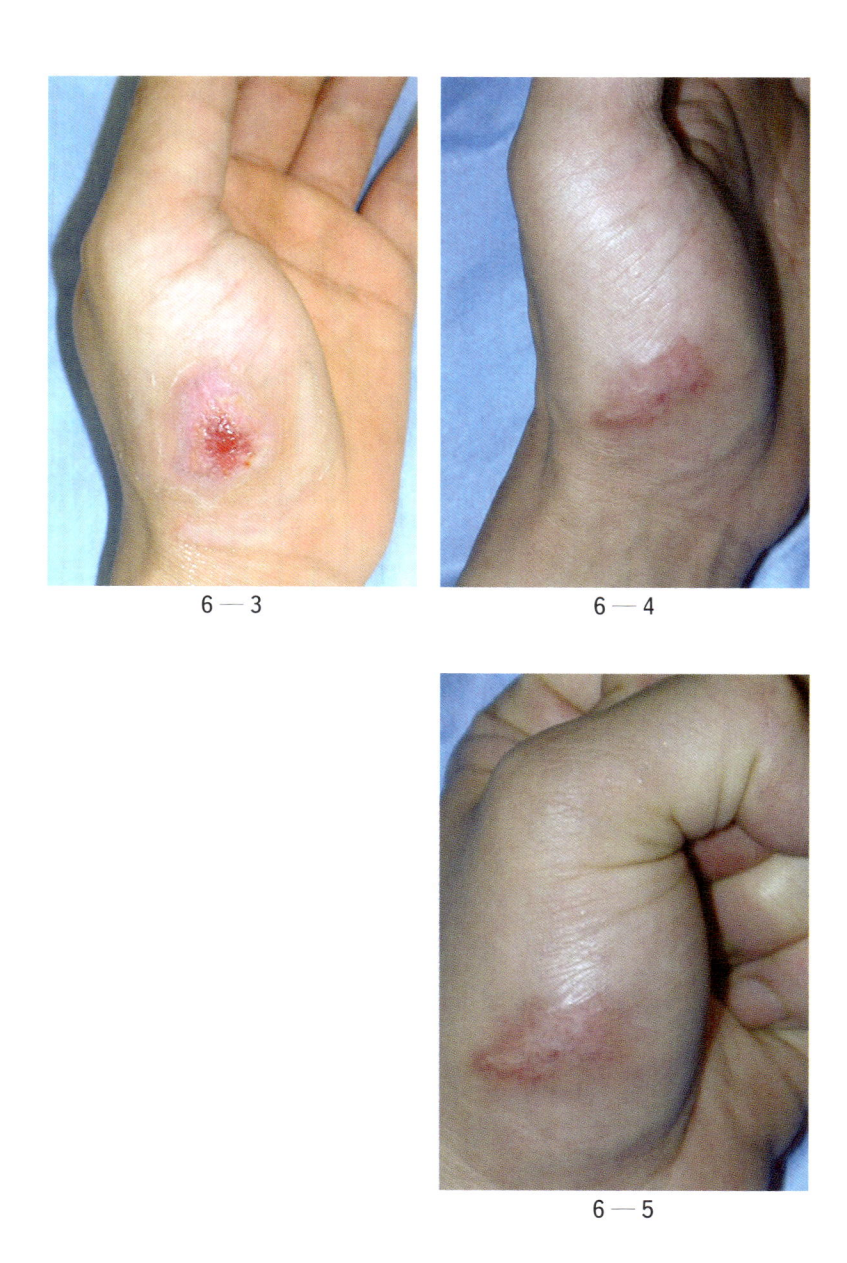

6—4

6—5

3章　閉鎖療法による治療症例

【症例7】　2歳女児。自宅で泣いているところを発見され，左手掌から出血しているため当科を受診した。傘の金具でけがをしたものらしい。初診時の状態を示すが，手掌尺側の裂創を認める（1）。この例では脂肪創が露出しているが，特に縫合はせず，そのままアルギン酸塩で被覆するにとどめた（2）。翌日の状態を示すが，出血は完全に止まっており，また裂創の創縁も，だいたい元のあるべき位置に戻っていることがわかる（3）。治療開始8日目の状態を示すが，創面は良好な肉芽で覆われ，一部は既に上皮化している（4）。治療開始11日目で完全に上皮化が得られていた（5）。この例でわかる通り，手掌の裂傷は縫合なしでも治療可能である。

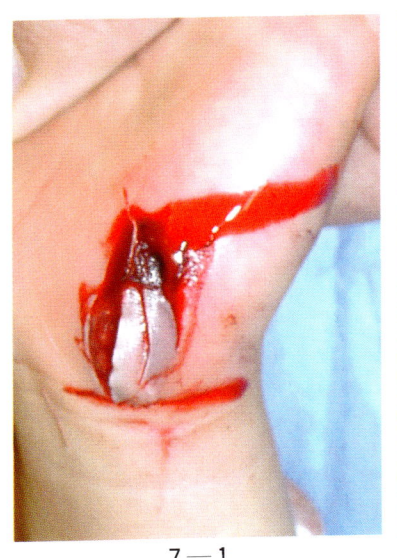

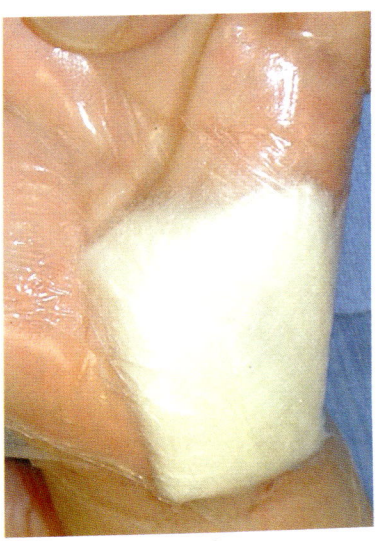

7―1

7―2

7—3

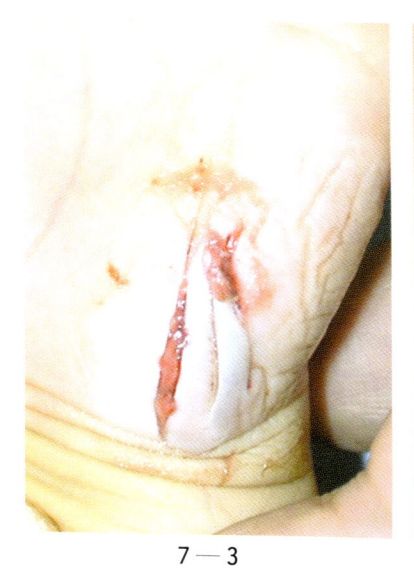

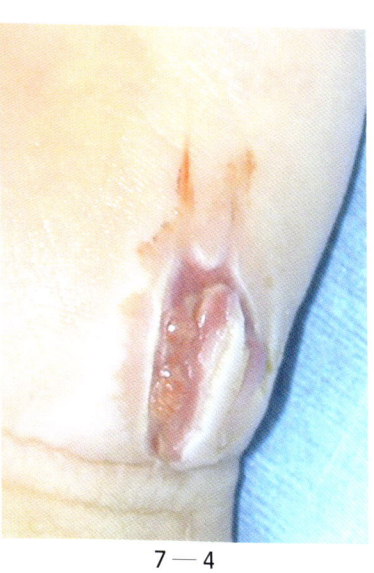

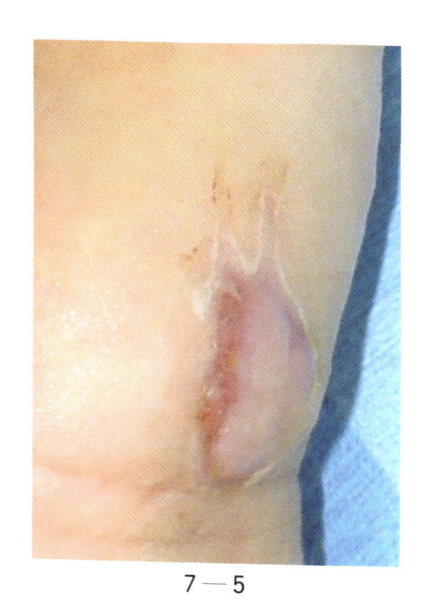

7—4

7—5

3章 閉鎖療法による治療症例

【症例8】 54歳女性。草刈機で左示指を切り，救急外来を受診した。救急外来では，止血のためにスキンステープラーで創縫合を行っている（1）。翌日当科を受診したが，複雑に切れている創縁が創内に内反していたため，直ちにステープラーを除去し（2），アルギン酸塩で覆った（3）。翌日の状態を示すが完全に止血していことがわ

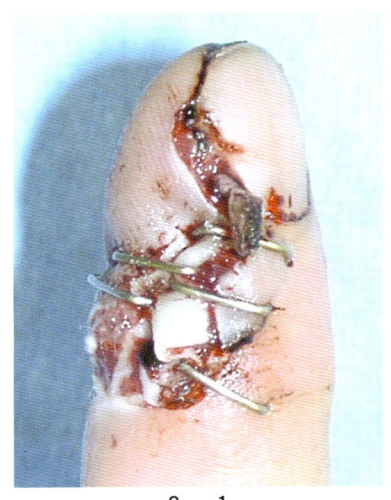

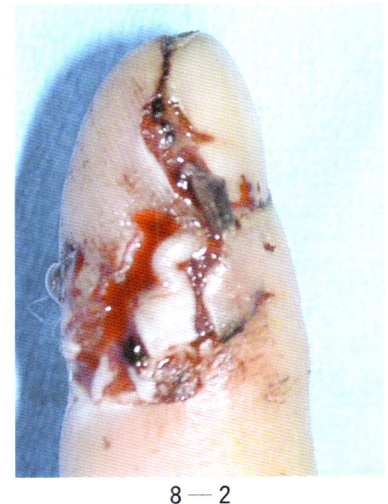

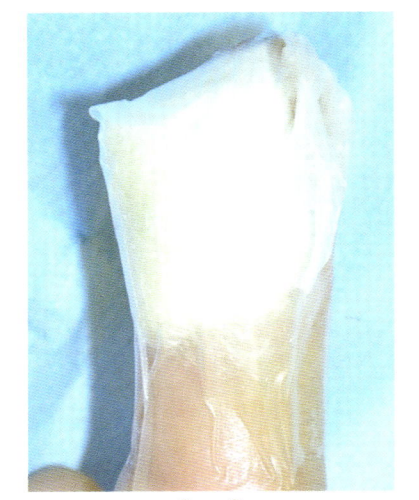

8 — 1

8 — 2

8 — 3

かる（4）。その後1週間はハイドロポリマーで被覆し（5），それから後は，ポリウレタンフォームでの被覆に切り替えた（6）。8日目（7），22日目（8）と創は順調に上皮化し，29日目で完全に創閉鎖した（9）。この症例では，非常に複雑な裂傷であったが無理に縫合しなくてもよいことがわかる。

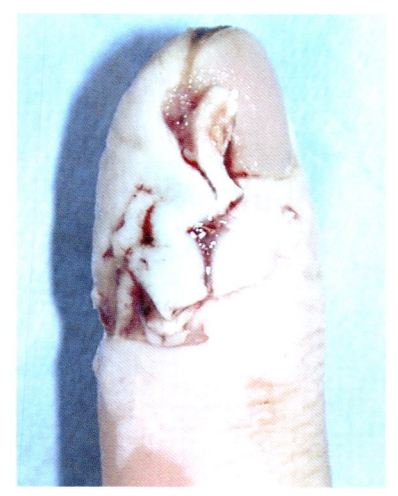

8−4

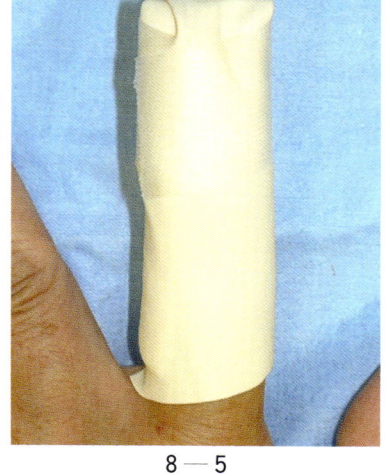

8−5

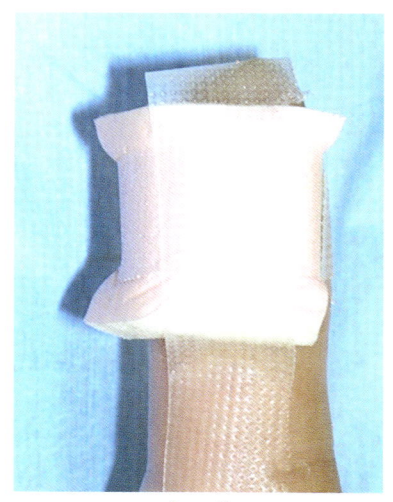

8−6

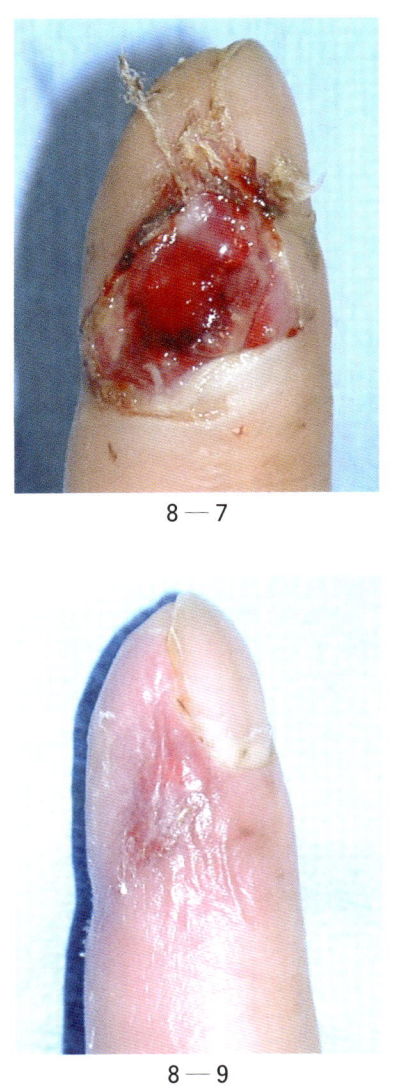

3章 閉鎖療法による治療症例

8—7

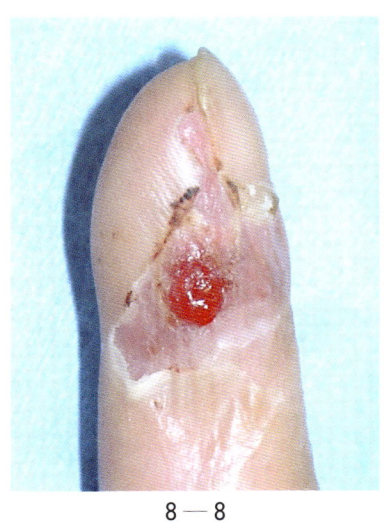

8—8

8—9

113

【症例9】 2歳女児。熱していたオーブントースターの金具に触れ、右示指、中指に熱傷を受傷。直ちに近医を受診したが、創が深く植皮が必要ということで当科を紹介され、受傷翌日、当科を受診した。初診時、示指、中指末節部橈側に深い熱傷創を認め、創部は大きく陥凹していた（1）。直ちに薄いハイドロコロイドで被覆したが、指が

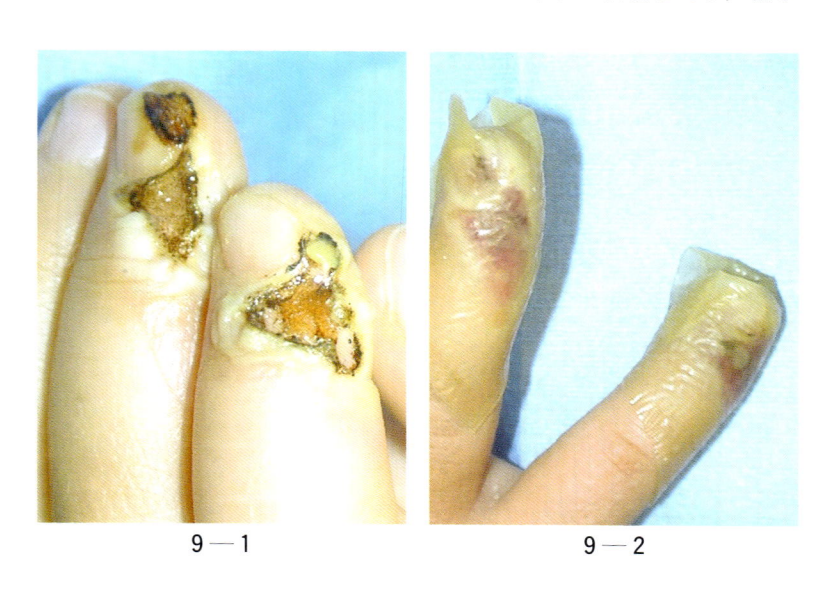

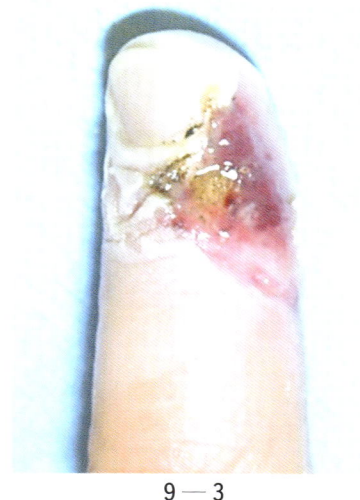

9—1

9—2

9—3

3章 閉鎖療法による治療症例

自由に使えるようになり，水遊びをしても安心なため，非常に喜ばれた（2）。治療開始7日目の状態を示すが，肉芽が十分に盛りあがり，陥凹は埋まっている（3）。21日目で爪基部を除き，ほとんど上皮化が得られ（4），27日目で，ほぼ完全に上皮化した（5）。3カ月目の状態を示すが，爪に僅かな変形はあるが特に瘢痕拘縮はなく，患児は普通に指を使っている（6）。

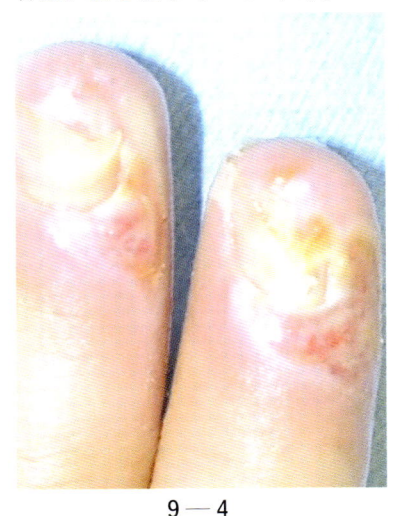

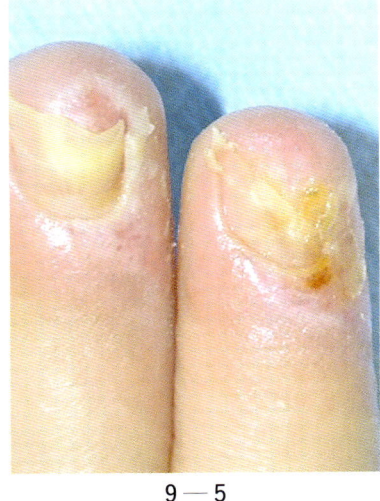

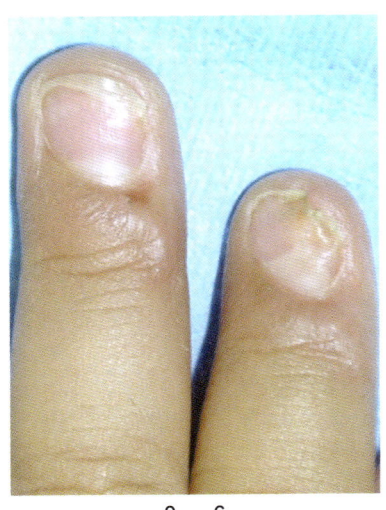

9—4

9—5

9—6

【症例10】 32歳女性。自宅で家具を第1趾に落とし，翌日，当科を受診した。受診時，爪甲は完全に剥離していたため（1），局所麻酔下に抜爪を行い（2），アルギン酸塩で被覆した（3）。翌日，アルギン酸塩を除去し，出血が完全に止まっていることを確認した上で洗面器に水道水（微温湯）を入れ，患部を含め足全体を洗わせたが，疼痛はほとんどないため自宅での入浴も可とした（4）。その後の処置は入浴をして患部を洗わせ，創面をポリウレタンフォームドレッシングで被覆させるのみとした。治療開始7日目で爪床は一部を除き上皮化し（5），15日目で完全に上皮化，ドレッシングも不要となった（6）。なお，この患者は3日目から普通の靴を履いて生活できるようになり，8日目に地域のバレーボール大会に出場したが，痛みもなく普通にプレーできたということであった。

　爪甲剥離は日常診療で治療する機会の多い外傷であり，同時に非常に疼痛が強いことでも知られている。通常の治療では，歩行も困難であり入浴は不可能で，スポーツなどは論外といったところであろう。しかし，この例に示すように抜爪直後から閉鎖療法を行うことで，ごく普通に歩けるようになり入浴もスポーツも可能である。また，これ

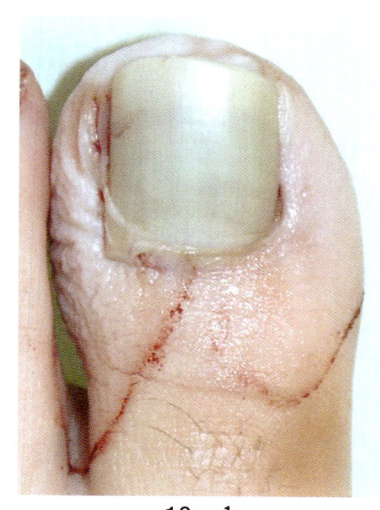

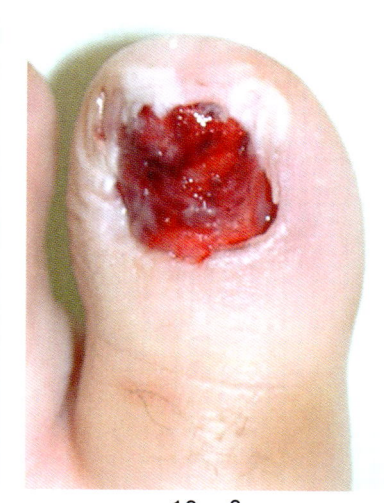

10—1　　　　　10—2

までに同様の症例数十例を治療しているが,ほぼ全例で翌日からの入浴が可能であった。

　要するに,これまでの「抜爪の痛み」は間違った治療に起因する痛み,すなわち医原性疼痛であり,本来あってはならない痛みだったのである。

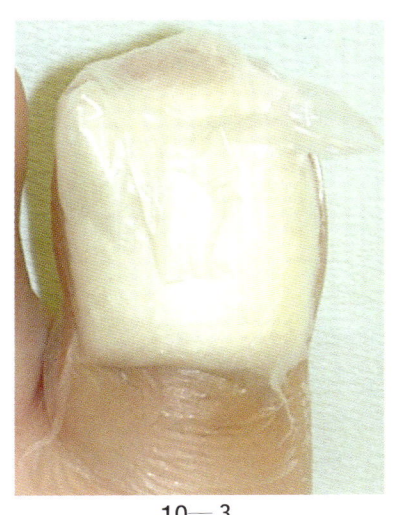

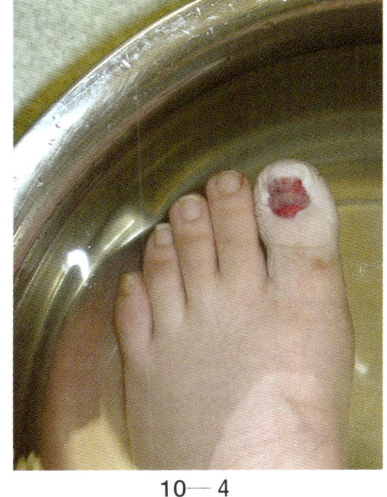

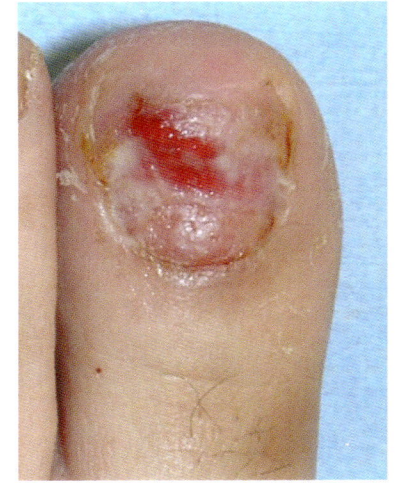

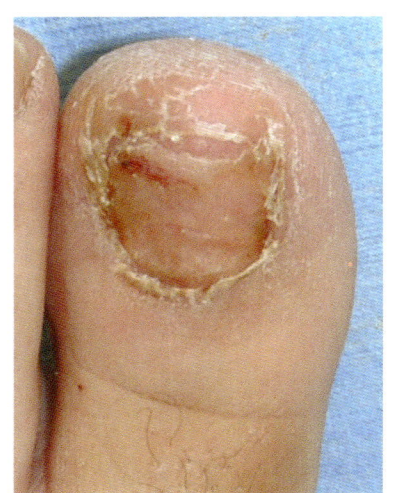

10—3

10—4

10—5

10—6

【症例11】

66歳男性。胃癌で胃全摘術を受けたが，抜糸前より創離開があり，術後9日目に当科紹介となった。初診時，創の大きさは10×1.5cm，深さ1.5cmであり，周囲に2cmほどの深さのポケット形成を伴っていた（1）。創面に多少の壊死組織は残っていたが，縫合糸などの異物はなく，深部と交通をしている部分もなかったため，ハイドロポリマーでの被覆を開始した（2）。治療開始15日目の状態を示すが，創の大きさはあまり変わっていないが，ポケットは，すべて埋まり創腔は浅くなっている（3）。この頃からポリウレタンフォームによる被覆に替えているが，写真のように創の形に合わせて切って使用した（4）。治療開始35日目で創は著明に縮小し，退院となった（5）。その後は，自宅で自分でポリウレタンフォームの交換を行い，45日目頃に完全に上皮化したようである。治療開始2カ月半の状態を示すが，軽度の瘢痕拘縮は認めるが，特に問題は生じていない（6）。

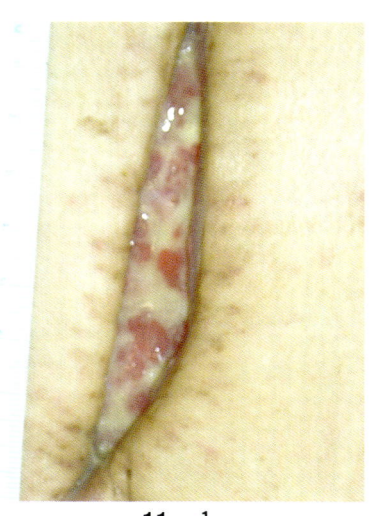

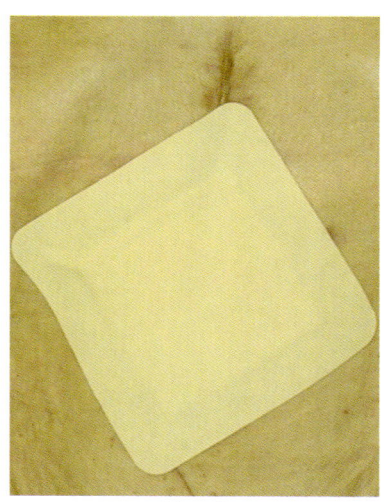

11—1

11—2

3章 閉鎖療法による治療症例

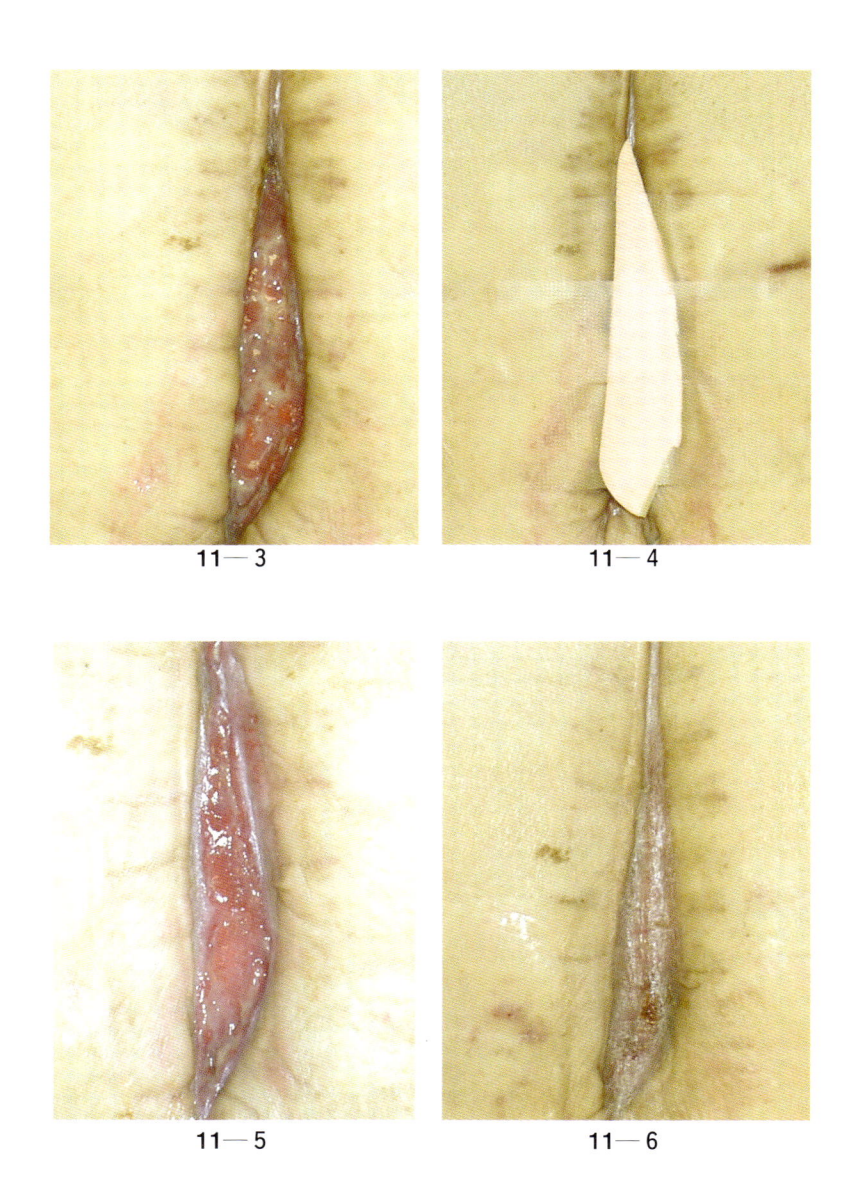

11—3

11—4

11—5

11—6

第4章
創傷治療のQ&A

創傷治療のQ&A

Q1. 被覆材の交換頻度は？

　被覆材の交換は機械的に3日ごと，1週間ごとなどとするのは危険である。創面の状態によって決めるべきである。ハイドロコロイドを例にとると，浸出液が多くてハイドロコロイドが融解していれば，1週間経っていなくてもその時点で交換しないといけない。これは他の被覆材でも同じで，創の状態によって交換間隔を決めるべきと考える。

　被覆材を使った閉鎖治療をはじめて行う場合は，毎日創の状態を観察して被覆材を交換した方が安全である。

Q2. ハイドロコロイド使用時の注意点は？

　特に外来患者にハイドロコロイドを使用する場合は，気温や患者の生活パターンを考慮する必要がある。例えば，気温が高かったり，運動をして汗をかいた後は，直ちにハイドロコロイドを交換すべきであり，長時間貼付を続けると汗疹や膿痂疹を作ることがある。暑い日には1日3回くらい張り替えてもらうのがトラブルを防ぐコツである。

Q3. ハイドロコロイドを使うと臭いが強くなることがあるが，化膿と考えていいか？

　ハイドロコロイドは浸出液に触れると融解するが，その際に特有の臭気を発し，融解したものも黄色で一見膿のようにみえる。しかし，膿であるかどうか（＝化膿しているかどうか）は炎症症状の有無で判断すべきである。具体的にいうと，創周囲の皮膚に発赤・腫脹があれば化膿していると判断できるが，これらの炎症症状がなければ創感染はしていない。ハイドロコロイドの臭気と化膿は全く別の問題である。

Q4. 挫傷，裂傷，熱傷などで被覆材を使う場合の病名は？

　病名は「外傷性皮膚欠損」あるいは「皮膚欠損創」とすれば，処置で使用した被覆材は保険請求できる。例えば，顔面挫傷は「顔面外傷

性皮膚欠損」という病名にする必要がある。ただし，使用期間は連続2～3週間以内に制限されている。

Q5．被覆することで感染することはないか？

感染症状がなく，異物や壊死組織のない創面を被覆材で密封しても，創面の細菌が増えないことは既に証明されている。ただし，完全密封型のハイドロコロイドの場合，暑い時期に何日も張り続けると汗疹から膿痂疹が発症することがあるので頻回に取り替えるか，ポリウレタンフォームなどにした方がよい。

Q6．アルギン酸塩からポリウレタンフォームドレッシングへの切り替えの時期は？

別に切り替える必要はなく，アルギン酸塩のみで最後まで治療可能である。しかし，アルギン酸塩はフィルム材で密封閉鎖する必要があり，交換のために病院を受診してもらうことになる。一方，ポリウレタンフォームやハイドロコロイドにすると患者が自分で交換でき，頻回の通院は必要なくなるため，患者のメリットは非常に大きいと考える。このような理由から著者は，出血している場合はアルギン酸塩を使い，出血が止まった時点（ほとんどの場合，翌日には止血できている）でポリウレタンフォームなどに替えるのがベストと考えている。

Q7．アロアスク®，ベスキチン®の使用はどうか？

乾燥豚皮（アロアスク®），キチン被覆材（ベスキチン®）は通常，熱傷治療に使われるが，熱傷以外の皮膚欠損創の治療にも有用である（ただし，アロアスク®は製造中止になっている）。ただし，ベスキチン®は深い皮膚欠損創に使用すると感染を起こすことがあり注意を要する。また，疼痛除去効果に関しては，アルギン酸塩やハイドロコロイドなどの創傷被覆材の方がベスキチン®より優れている。

Q8．広範囲の熱傷などは，どう治療すればよいか？

熱傷創の治療にも創傷被覆材は威力を発揮し，速やかな上皮化が得られるが，著者の経験では「熱傷処置」と同時に被覆材を保険請求することは事実上不可能なようである。現在の保険制度上で使用できるものはベスキチン®のみであるが，深い熱傷に使用すると逆に感染を

起こすため注意を要する。
　医療材料に限らなければ，ワセリンを塗布した食品包装用ラップで被覆する方法がベストであり，広範囲熱傷であっても驚くほどの早さで治癒する。今後，「創面に固着せず，創面を乾かさない」医療材料の開発が待たれるところである。

Q9．指尖部損傷のアルミホイル法との違いは？

　指尖部損傷に対するアルミホイル法は「閉鎖療法」であり，治療効果も高い。しかし，被覆材を使った治療と比較すると，以下の点で被覆材での治療の方が優れている。
- 治療日数は被覆材の方が短い。
- 疼痛除去効果も被覆材の方が高い。
- アルミホイルは浸出液吸収能を持たないために，患者は浸出液に強い不快感を感じていることが多いが，水分吸収能を持つ被覆材を使えば，その不快さはない。
- アルミホイル法に使われるポビドンヨードゲルは創治癒を妨害する。

Q10．縫合創のドレッシングはどうしたらいいのか？

　縫合創縁が挫滅されている場合や皮膚欠損部を伴う場合は被覆材で閉鎖するが，創がきちんと縫合されている場合は何で覆ってもいいし，縫合糸が剥き出しのままでも構わない。また出血がある場合にはそれを吸収する目的でガーゼを用いればいいし，創部を頻回に観察する必要があればフィルム材で覆うのがベストである（ガーゼで覆うといちいち開けないと観察できず，観察を怠りがちにする傾向があるため）。

Q11．網目状ガーゼは？

　ソフラチュールガーゼ®などの網目状ガーゼは，皮膚欠損創の創面に直接貼付してはいけない。これらを創面から剥がす際に網目に入り込んだ肉芽を損傷したり，せっかく再生し始めている上皮を剥ぎ取ってしまう。

Q12. 膿の様な浸出液が溜まっていたら，毎日交換した方が良いでしょうか？

「膿の様」と「膿」は全く別物である．前者と後者は「周囲皮膚の炎症症状の有無」で鑑別すべきである．炎症症状が明らかであればドレッシングの交換だけでなく「創感染」に対する治療を行うべきであり，炎症症状がなければ経過観察可能である．

Q13. 外傷で抗生物質は処方するのか？

動物（人間）咬傷など高率で感染を併発する外傷以外では，抗生剤はほとんど必要ない．すなわち，単純な裂傷，挫傷，擦過創，熱傷では抗生剤は原則的に不要である．

Q14. 熱傷での抗生剤投与は？

熱傷であっても受傷直後の投与は不要であり，初期からルーチン投与すると，かえって耐性菌感染を起こす危険性がある．熱傷で抗生剤投与が必要なのは発熱などの症状がみられた場合である．

Q15. 術後の抗生物質の予防的投与は効果的か？

清潔手術，準清潔手術では術後の抗生剤予防的投与をしないのは，1999年のCDCガイドラインでも明らかなように世界的な常識となっている．術後の創感染予防に重要なのは，術中に抗生剤の血中濃度が十分に上がっていることであり，そのためには術前投与と術中投与（手術が長時間に及ぶ場合は，術中追加投与）をすべきである．

Q16. 縫合糸膿瘍で抗生剤投与は必要か？

縫合糸膿瘍では，原因となっている縫合糸を除去すれば速やかに消退するが，縫合糸をそのままにして抗生剤を投与しても状態は改善しない．また，縫合糸を除去した後の抗生剤投与は不要である．

Q17. 感染創や傷の周囲も消毒の必要はないのか？

いずれも必要ない．感染創は通常，多量の浸出液を伴っているが，この浸出液は有機物の塊である．感染創の消毒に一般に使われているのはポビドンヨードであるが，この消毒薬は有機物の存在下で急速に失活して殺菌力を失うことが知られている．すなわち，感染創をポビ

ドンヨードで消毒しても全く無意味である。他方，この消毒薬に添加されている界面活性剤は細胞障害性を有している。このため感染創を消毒すると殺菌効果はないのに，創面の人体細胞だけ傷害するという結果になり，感染治療効果がないのに治癒だけが障害されるということになる。もちろん，有機物で失活しない消毒薬はあるが，それらにしても組織障害性は有している。

　また，皮膚に対する消毒の効果は一時的なものに過ぎない。皮膚表面の細菌は消毒によって除去できても，毛穴の皮膚常在菌に消毒薬は作用しないため（消毒薬が毛穴に入ることは物理的に不可能である），汗の分泌とともに毛穴の常在菌は皮膚表面に進出し，皮膚は消毒前の状態（＝多数の常在菌が存在する）に戻ってしまう。従って，創周囲の皮膚を消毒してもその効果は一時的である。

Q18. 手術前の消毒は有効か？

　これは有効である。本質的に無菌である深部臓器を操作するのが手術であり，その深部臓器に到達するために皮膚を切開するわけなので，深部臓器への入り口となる術野の皮膚は徹底的に消毒し，感染の危険性を減らすべきである。同様の理由で，カテーテル挿入前の術野の消毒，関節穿刺前の術野の消毒，血液培養前の術野の消毒は徹底的に行うべきである。

　しかし，いくら術前に術野を完全に消毒したところで，1～2時間程度で皮膚は細菌で覆われている状態に戻っていることは念頭に置いておくべきであろう。2時間以上の手術では，術野に露出している患者の皮膚は無菌ではないのである。

Q19. 創部を薬浴をしているが，薬浴ではなく水道水で洗った方がよいのか？

　消毒薬による薬浴は有害無益である。消毒薬は希釈すると殺菌力が減弱し，細菌除去効果は期待できない。しかし，希釈された消毒薬でも，創面の人体細胞に対する障害作用は有しており，薬浴は「感染予防効果はないのに創治癒は遅らせる」という結果しかもたらさない。

　水道水はほとんど無菌であり，滅菌水との細菌数の差は統計学的なものでしかないが，水道水は大量の流水で洗浄できるため，実際の細菌除去効果はかなり高いと考えられる。事実，水道水と滅菌生理食塩

水洗浄で創感染率に違いがないことは多数の報告がある。
　従って，創面への障害作用が少なく細菌除去効果が高いという意味で，薬浴よりは水道水洗浄の方が医学的に意味がある。

Q20．ポビドンヨードゲル（イソジンゲル®）は有効か？消毒のポビドンヨード（イソジン®）とは別物なのか？

　ポビドンヨードとポビドンヨードゲルでは殺菌力の持続時間に差があるという報告はあるが，その差はせいぜい数時間であり，1日に1回の処置では数時間の差は本質的な差ではない。もちろん，組織障害性はどちらも同程度であり，創治癒を遅らせるという意味では同様に有害である。

Q21．採血時の皮膚アルコール消毒は意味があるのか？

　最近，アメリカの糖尿病の専門医の間では，インスリン自己注射は衣服の上から直接針を刺すのが常識となりつつある。もちろん消毒もしていない。これから採血や局所麻酔の際にも皮膚の消毒は不要と結論できる。
　既に説明した通り，皮膚常在菌による皮下組織の感染では異物などの感染源の存在が必要である。インスリン注射や採血で皮膚消毒が不要であるのは，これらの操作で皮膚の細菌が皮下組織にもたらされたとしても，異物である注射針はすぐに引き抜かれてしまうため感染が成立しないからだと説明できる。
　逆に，異物である針を留置する場合（血管内カテーテルなど）には，皮膚は厳重に消毒する必要がある。

Q22．関節注射時のイソジン消毒も必要ないのか？

　人体には幾つか感染に対して弱い組織が存在するが，その一つが関節であり，細菌の侵入で簡単に感染が起こる。このため関節穿刺をする前には皮膚の消毒は厳重に行うべきである。

Q23．人工骨頭置換術などの整形外科手術の前に，ヒビテン液で消毒し，被布で包んで手術室に入るが，これに意味はあるのか？

　術前にどのように皮膚を消毒しようと，毛穴や汗腺に存在する常在

菌は除去できないため，消毒した皮膚であっても時間が経てば消毒前の状態に戻っている．従って，術前にいくら厳密に消毒しても2時間以上の手術であれば皮膚は無菌ではないため，上記のような術前の処置が感染予防になっているとは考えにくい．

Q24．分娩後に膣や外陰をポビドンヨード（イソジン®）消毒する意味は？

これも全く無駄であるばかりか，有害であると思われる．消毒薬は粘膜に対しても有害である．また，粘液は有機物の塊であり，ポビドンヨードを使用しても殺菌力はほとんど失われているはずである．分娩後は，水道水で洗うだけでよいだろう．

Q25．皮膚縫合前に創面を消毒する医師がいるが，これはどうか？

筋膜縫合後に創内をポビドンヨード（イソジン®）やピロゾンで消毒しているのをみかけるが，これは有害無益の行為であり，即刻止めるべきである．消毒薬が創面を傷害するために創離開の原因となるからである．同様に，皮膚縫合後の創部にポビドンヨードゲルを厚く塗布する医者もいるが，これも創離開を招く行為以外の何ものでもない．

Q26．傷の消毒は絶対に駄目なのか？

創面や皮膚の細菌を完全に除去しようとしたら，消毒より確実なのは創面（皮膚）を煮沸することである．これで大半の細菌は除去できるが，それでも芽胞は生き残っている．芽胞まで死滅させるのであれば乾熱滅菌するか，より確実にはガスバーナーで創面（皮膚）を焼く方法がある．これで間違いなく，創面（皮膚）は無菌になる．創表面の細菌を完全に除去しなければ傷が治らないと考えるのであれば，この「ガスバーナー方式」に行き着いてしまうのである．

しかしその結果，創面（皮膚）がどうなるかは考えるまでもなくわかるだろう．確かに細菌はいないかもしれないが創面（皮膚）は焼けただれ，ほどなく猛烈な創感染を併発するはずだ．消毒薬で傷を消毒するのは，ガスバーナーで皮膚を焼くのと本質的に変わらないのである．消毒して細菌をより完全に除去しようとすればするほど，人体はより強烈に痛めつけられる．

細菌を完全に除去できる消毒薬は人体に使用できないほど強烈なものになるし，人体に無害な消毒薬は細菌に対しても全く無害である。そして，同じ濃度の消毒薬を細菌と人体細胞に作用させてみるとわかるが，細菌は影響を受けない濃度であっても人体細胞は必ず傷害されている。

Q27. 術中に抗生剤入り生理食塩水で洗浄しているが，これに意味はあるのか？

これは「ドブに抗生剤を捨てる」ような使い方である。感染予防効果は全くないと考える。まず，洗浄水中の抗生剤であるが濃度が低く有効な殺菌力を持っているかどうかは疑わしい。また，抗生剤入り生理食塩水で洗浄しても，それは瞬時のうちに流れ去るため細菌との接触時間は短かく，殺菌効果を発揮できないはずだ。今後，「抗生剤入り生理食塩水」と「生理食塩水」の洗浄を比較実験して，創感染予防に効果があるかどうかの検証が必要と思われる。

Q28. 蜂窩織炎に対しても消毒は不要なのか？

蜂窩織炎は細菌による皮下組織の感染である。従って，皮膚を消毒しても無駄である。

Q29. 胃瘻部の浸出液，肉芽に対し，ガーゼをあてているが一向によくならないが？

肉芽は何かの「原因」があって発生しているものであり，その「原因」を除去しなければ解決にならない。つまり，肉芽だけ何とかしようと考えるのは本末転倒である。胃瘻部の肉芽では固定用の縫合糸，あるいは日常の処置に使われている消毒薬が原因であることが多い。前者の場合は縫合糸を除去すればいいし，後者の場合は処置の際の消毒薬の使用を止めればいい。

Q30. フォーレ留置中，挿入部（ペニス先端など）に膿の様なものが付着することがあるが，その処置はどうしたらいいのか？

本当に膀胱炎が起きているのであればフォーレカテーテル抜去が必要であり，膀胱炎の症状がなければ処置は不要で経過観察でよい。フ

ォーレという人工物が人体に触れていれば，それに対して人体が反応を起こすのは自然の現象である。フォーレカテテル留置によって得られるメリットとデメリットを勘案し，前者が後者を凌駕しているのであれば留置を続け，後者が甚大であればフォーレ留置を一旦止めるべきである。

Q31. 結核性膿胸の胸腔ドレーン挿入部が常に化膿していているため，週に1，2度消毒してガーゼで保護しているが，この処置でいいのか？

これは「創の化膿」でなく消毒薬による接触性皮膚炎と思われる。消毒を直ちに止め，ドレーン刺入部をシャワーできれいに洗い，被覆材かワセリン塗布で乾燥を防げば症状は軽快するはずである。ただし，結核菌による結核性皮膚潰瘍の場合は，結核自体が治癒しない限り皮膚潰瘍は治癒しない。

Q32. 白血球減少症患者では，カテーテル刺入部の消毒は必要ではないか？

白血球減少症などの易感染性患者では，細菌の侵入が重篤な感染を起こすことは事実であるが，だからといって消毒が必要ということにはならないのである。

「消毒薬に組織障害性があること」「接触性皮膚炎を起こすこと」「皮膚（創面）は消毒によって無菌にできないこと」は易感染性患者であっても健康人であっても共通する普遍的事実である。従って，易感染性患者のカテーテル挿入後に刺入部を消毒しても感染予防にはならないし，かえって刺入部の皮膚を傷害して結果的に感染を起こし易くなることになりかねない。すなわち，易感染性患者にとってカテーテル刺入部の消毒は感染予防にとって逆効果である。

これはカテーテル処置に限らず，すべての消毒がらみの処置に共通している事実であり，安易な消毒がかえって感染しやすい状態をもたらす可能性があることを銘記すべきであろう。

無菌の組織に通じている人工物があって，それが皮膚を貫いている場合，その人工物による感染を完全に防ぐ方法はありえないと考える。これはどんなに強固で完璧な防犯システムを備えている建物でも，侵入者を未来永劫に防ぐことができないのと同じことである。この例に

当てはめると消毒とは「防犯システム」の破壊活動なのである。

Q33．術後創を覆う滅菌ガーゼの意味は？

　理論的には，術後の縫合創を滅菌ガーゼで覆う必要はない。覆われる対象の創部の皮膚は無菌でなく，滅菌ガーゼでも，未滅菌ガーゼでも，縫合創の皮膚の細菌数に違いはないからである。

Q34．創処置に使用するもので，滅菌でないといけないものと未滅菌でいいものの区別は？

　複数の患者で使い回される物は滅菌が絶対に必要であり，鑷子や鋏がそれに相当する。

　一回使用すれば廃棄されるもの（例：ガーゼ，縫合糸など）の場合，それが使用される場の細菌環境で分けて考える必要がある。例えば，術中に使用するガーゼは，本来無菌である深部臓器で使われるので，これは滅菌ガーゼを使うべきである。しかし，本来無菌でない皮膚や創面に使うのであれば，開封したばかりの未滅菌ガーゼ（常識的に考えて，細菌で汚染されている可能性は限りなくゼロだろう）で十分である。これは，口腔（非常に多数の細菌が常在する）をうがいするのに滅菌水は不要で，水道水のうがいで十分であるのと同じ論理である。

Q35．酸性水が有効という話を聞いたが？

　酸性水（強酸性水，超酸性水）は強力な殺菌力を持っているが，通常の環境下では数分で失活してただの塩水になる。つまり，酸性水とは「ごく短時間だけ殺菌力を有する塩水」に過ぎない。短時間で塩水に戻るのであるから，酸性水で創面を殺菌したとしても，その効果が長時間持続すると考えるのは非科学的である。

　創面から細菌が検出されたとしても，そのほとんどは常在菌であって感染を起こしているわけではない。このような細菌は，創が治癒（＝上皮化）すれば居場所を失って消えてしまうものであり，感染がない創面は細菌の有無と関係なく治るものである。要するに，創面の細菌を除去する必要は全くないのであって，酸性水で創を洗浄することは本質的に無意味である。

　「酸性水で褥瘡を洗浄したら治療効果があった」とする論文は多いが，これは「洗浄」の効果そのものであって，「酸性水で洗浄」する

ことの優位性を示すものではないと考える。

Q36. 感染創にスルファジアジン銀（ゲーベンクリーム®）を使用しているが，創が治癒しないが？

スルファジアジン銀は強力な抗菌作用を有するが，同時に強い組織障害を持っているために肉芽形成も著明に抑制する。すなわち，この薬剤を使用している限り，感染は抑制できても創は治癒しない。従って，この薬剤を使うのであれば感染が明らかな時期に限定すべきであり，感染が治まったら速やかに使用を中止しなければいけない。また，顆粒球減少症をきたすことがあるため注意が必要である。

基本的にクリームは乳化剤であって，創面や皮膚細胞の脂質も乳化してしまうため，結果的に創面（皮膚）を障害する。従って，創面でのクリーム基剤の薬剤使用は最小限に控えるべきであろう。

Q37. 抗癌剤漏出でアクリノール（リバオール®）湿布をしているがこれはどうなのか？

アクリノールは色素系消毒薬の一つである。一方，湿布とは局所に熱感のある部位を物理的に冷却して症状を軽快する治療手段である。となると，この色素性消毒薬に冷却作用があるかどうかが問題になる。

熱の移動（放熱）には4つのメカニズム，伝導，放射，対流，蒸散の4つしかないが，アクリノールで湿らせたガーゼで患部を覆った場合，熱の移動は「蒸散」すなわち気化熱の形である。しかし，アクリノールガーゼは通常，油紙で覆われており（でないと衣服や寝具が汚れてしまう）この油紙は蒸散を妨害する。また以上の説明でわかる通り，気化熱で熱を奪うのであればアクリノールを使う必要もなく，普通の水道水でも同等の効果が得られるはずであるし，水で塗らしたガーゼで患部を覆い，風を当てた方がよほど冷却できるはずである。また，アクリノールで皮膚炎を起こすことがあり，アクリノール湿布を続けて潰瘍形成した症例報告が少なくないということにも注意を払うべきであろう。

以上から，アクリノール湿布には医学的意味がないと結論付けられる。

Q38. 冷湿布に治療効果はあるのでしょうか？

　冷湿布による熱の移動メカニズムは，伝導，放射，対流，蒸散のうちの「伝導」によって起こると考えられる。従って，湿布剤と皮膚温が同じ温度になると熱の移動は平衡に達して停止し，「患部から熱を奪う」作用はなくなる。つまり，持続的に湿布剤の温度を下げるメカニズムがなければ，湿布の冷却作用は一時的なものに過ぎないのである。

　要するに，コンピュータのCPU（大量の熱を発する）の冷却用に湿布剤やアクリノール湿布をしても，CPUはすぐに熱暴走を起こしてしまうのである。

Q39. ケロイド体質といわれたが？

　「真のケロイド」は最初の傷の大きさを超えて拡大するものであり，最初の傷の大きさの範囲内であれば，いくら傷跡が盛り上がったとしてもそれは「真のケロイド」ではない。このようにみると世間一般でいうケロイドは，実は「真のケロイド」でないことがわかる。また，医師が「ケロイド体質」と説明したとしても，その大半は「真のケロイド体質」ではない。本当のケロイド体質では，全身どの部位でもケロイドになりうるが，実際の症例はきわめてまれである。

　また，人体にはケロイドの好発部位（胸骨正中部，肩峰部，恥骨部など）があるが，これらの部位にケロイドが発生することとケロイド体質は無関係である。

Q40. 消毒をしないと患者が納得してくれないが？

　どんな薬剤や医療行為であっても，患者にとってはメリットとデメリットの両面を持っている。例えば，注射が医療行為として許されるのは，デメリット（＝痛み）をメリット（＝病気が治癒する）が上回っている時だけである。従って，効かない薬を注射すれば，それは単なる障害行為である。消毒も同様であり，メリット（細菌除去効果）とデメリット（人体への障害性）を持っていて，メリットが上回れば消毒していいが，デメリットが上回っているのであれば消毒は障害行為になる。

　この意味において「傷の消毒」「縫合創の消毒」は，治療効果がなく損傷を与えるだけなので障害行為に他ならず，医療行為ではないの

である。著者が「傷の消毒」をしないのは，患者を傷つけるとわかっている行為をするだけの勇気（？）がないからである。有害とわかった行為をするくらいなら，それが有害だと説明する方が精神衛生上もよほど楽なのである。

「消毒しないと患者が納得しない」というのは，患者に対する説明義務を怠っているものだと思う。正しい治療だとわかったら，患者にわかってもらうまで丁寧に説明するのが，本来の医師の仕事ではないだろうか。

毒が入っているとわかっている料理を「客が望むから」という理由で出す調理師がいたら，それは犯罪行為である。「患者が傷の消毒を望むなら消毒しても構わないではないか」というのは，つまり客に毒の入っている料理を出して平然としている料理人と変わらないのである。

Q41．使用して残った被覆材がもったいないけど？

これに対する回答を医者の性格，信条，心情の違い別に用意した。読者ご自身の思想，心情に即して回答を選択してほしい。なお，これはあくまでも著者個人の方法なので，参考程度に考えてほしい。

1)「褥瘡，開放創は無菌操作で処置すべきだし，滅菌物を使わないと感染する」と考えている謹厳実直タイプの人。
    - もちろん，再利用なんてケチなことは考えず，開封したアルギン酸塩で余ったものはどんどん捨てる。
    - アルギン酸塩のオートクレーブでの滅菌に関しては，メーカーは品質を保証していない点からも再利用は不可能である。
2)「何となく無菌操作しないと感染するような気がするけれど，残った被覆材を捨てるのももったいない」という地球に優しい人。
    - アルギン酸塩を開封したら使う分だけを滅菌鋏で切って滅菌ピンセットで取りだし，残った分はしっかりと封をして，その患者が次に来た時に使う。
    - あるいは，「余ったアルギン酸塩を患者さんに渡し，次の受診の時に持ってきてもらう」という手もある。
3)「褥瘡や開放創で無菌操作は無意味であると理解している」大胆な人。
    - 袋から取りだしたアルギン酸塩は，滅菌していない鋏で切り

分け，残った分は袋に戻し，何となく袋の口に封をしたふりをし，別の患者がきたらその残りを使う。
　○著者が普段しているのは，もちろんこれである。

　ここではアルギン酸塩を例に出したが，ハイドロコロイドのように接着面にシールがついている場合は，切って残ったハイドロコロイドを別の患者に使うのに，2）の人でも心理的抵抗は少ないだろう。もちろん，鋏が滅菌されていなくても，創につく部分は「滅菌シール」されているので，どんな鋏で切っても実際上は問題ないはずである。

　何度も書いているように，創面には常在菌が多数いるし，これらの菌の存在は傷の治癒には影響しないのである。

　もちろん，患者の血液が付着したアルギン酸塩を他の患者に使うのは止めるべきだが（常識的に考えれば，血液が付いている鋏をわざわざ使う医者，看護師はいないだろう。），患者の血液や体に触れない状況で切り分けたアルギン酸塩であれば，別の患者に使うのは問題はないはずである。

第5章 資料

1 新鮮外傷の治療に有用な創傷被覆材

　一般には，創傷の被覆（ドレッシング）に使われているのは，ガーゼであるが，ガーゼは本質的に「傷を乾かすため」の材料であり，創傷治癒の観点からは，ガーゼは治癒を妨害するものでしかなく使うべきものではない。特に，皮膚欠損創（擦過創，挫創，褥瘡，熱傷創など）をガーゼで覆うのは，治癒を阻害して患者を苦しめるという意味において，医療行為ではなく「傷害行為」なのである。

　創面を閉鎖して湿潤に保ち，創傷治癒に最適の環境を作ることで，早期の創閉鎖を得る目的に開発されたものが「創傷被覆材」と呼ばれる一群の医療材料である。従来は，主に褥瘡の治療に使われていたが，実は，これらは新鮮外傷（皮膚欠損創）に使用すると驚くほどの治療効果を発揮する。むしろ，創傷被覆材は褥瘡治療よりも新鮮外傷で，その真価を発揮する。

　例えば，アルギン酸塩被覆材は，褥瘡治療では通常，浸出液の吸収力の高い被覆材という位置付けであるが，この被覆材のもう一つの能力，つまり，きわめて強力な止血作用は出血を伴っている新鮮外傷で，はじめてその効果を発揮する。同様に，ハイドロポリマーは非常に柔軟性であるが，褥瘡治療ではこの性質は十分に発揮されることはない（この被覆材の柔軟性に気が付くのは，踵の褥瘡の治療の時くらいであろう）。しかし指の広範な皮膚欠損に使うと，その柔軟性がどれほど有用かが，はじめて理解できる。これは他の被覆材についてもいえることであろう。

　著者が実際の外傷治療に使用している被覆材は，次のようなものがある（表）。

1．アルギン酸塩・ドレッシング

　海草の一種，ラミナリアから抽出されたアルギン酸塩を不織布にしたものである。通常はこれを創面に貼付し，さらにその上をポリウレタンフィルム材で密封する。浸出液があるとゲル化するため創面に固

表　外傷での創傷被覆材の使い分け

Ⅰ．出血している創（＝受傷直後）　→　アルギン酸塩
Ⅱ．止血が得られた創
　1）顔面　→　薄いハイドロコロイド
　2）指尖部　→　ポリウレタンフォーム，薄いハイドロコロイド
　3）指の広範損傷　→　ハイドロポリマー，薄いハイドロコロイド
　4）浸出液が多い創　→　ポリウレタンフォーム，ハイドロポリマー
　5）乾燥気味の創　→　ハイドロコロイド
　6）とびひ，膿痂疹など　→　痂皮，水泡を除去してポリウレタンフォーム

着することはない（もちろん，フィルム材で覆っておかないとアルギン酸塩は乾燥して創面に固着する）。線維の細いもの，太いものがあり，前者はゲル化すると崩れやすく，後者は崩れにくいとされるが臨床的には大きな差はないようだ。また，浸出液を吸収する能力が高いのも特徴である。

　そして，この被覆材を最も特徴づけているのが止血能力である。これは，被覆材に含まれているカルシウムイオンが創面で放出され，血小板の凝集を引き起こすためである。その止血力は既存の手術用止血材料と比べても遜色ないものであり，著者もこれまでにワーファリン内服中の患者の指尖部皮膚欠損による出血（通常の方法では，止血はきわめて困難である）でも，ごく短時間に止血が得られた例をいくつも経験している。

　著者は，この被覆材は主に受傷直後（ほとんどの例で出血を伴っている）の創面の被覆に使用しているが，創も早期に肉芽で覆われ，止血も得られるため一挙両得である。また，指尖部損傷や指尖部の皮膚欠損創も非常に出血の多い外傷であるが，アルギン酸塩で覆って軽く圧迫するだけで，数分で止血が得られる。この場合，アルギン酸塩で覆うだけで，その他の止血操作は，ほとんどの場合で不要である。

　この被覆材の欠点は，表面を必ずフィルム材で覆わなければいけない点にある。このため，創周囲に「フィルム材の接着に必要な面積の皮膚」が残っていなければ使えないことになり，眼瞼縁近く，赤唇，外鼻（特に鼻尖付近）での使用はかなり難しい。

2. ハイドロコロイド・ドレッシング

　シート状になっていて，背面が防水層，内側は親水性コロイドであり接着面となっている．皮膚には接着するが，創面ではコロイドがゲル化するため，創面に固着することはない．指尖部損傷の際，薄いハイドロコロイドで創をうまく密封すると水の侵入を完全に防ぐことができ，同時に半透明になっていて皮膚の色が透過するため，顔面に貼付するとほとんど目立たない．また，薄いハイドロコロイドは指尖部や顔面のような複雑な凹凸のある局面にも適合しやすく，同時に，それ自体が接着力を持っていて絆創膏などの固定材料が必要ないため，口唇や眼瞼縁近くでも使用できる．

　しかし，問題点も幾つかある．融解してゲル化する時に，特有の臭気を発することである．そして，この臭気のあるゲルが外に流れ出すと非常に不快である．これらについては，治療開始時に十分に患者に説明しておく必要であり，やや深い挫創に使用するのであれば患者自身に頻回に交換してもらうのが良いだろう．また，発汗が多い時期に長時間貼付し続けると貼付部位に汗疹から膿痂疹を作ることがあるため，その予防のためにも患者に頻回に取り替えてもらった方が，トラブルが少ないようだ．

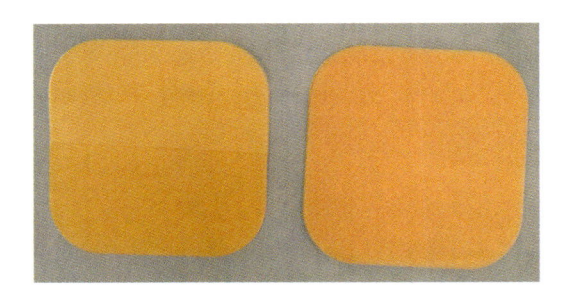

3. ポリウレタンフォーム・ドレッシング

　疎水性ポリウレタンフィルムと非固着性ポリウレタンフィルムが厚い親水性吸水フォームをはさむ構造をして，スポンジのような外見をしている．吸水フォームが厚いため浸出液の吸収効果が高く，同時に疎水性フィルムが創の乾燥を防いでいる．また，創に固着することもない．同時に，アルギン酸塩やハイドロコロイドのように創面でゲル

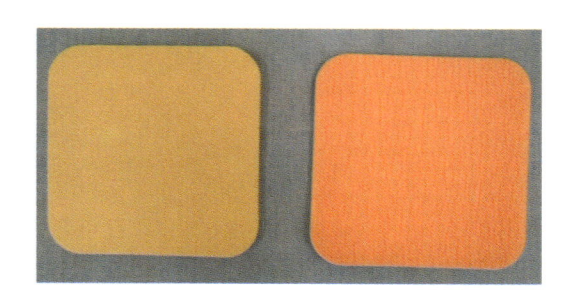

化することがないため，創周囲の皮膚が浸軟せず，滲出液の多い創では非常に使いやすいが，逆に浸出液の少ない創に使うと創面を乾燥させることがあり注意を要する．また，「厚いガーゼ」のような外見であり，融解することがないため，はじめて被覆材で治療する患者にも心理的抵抗感が少ないようだ．

さらに，被覆材自体が厚く弾力を持っているため，指尖部のような外力を受けやすい部位の創面では，創面保護作用も期待できるのも利点である．同時に，この被覆材はハイドロコロイドなどのような「完全密封型」でないため，膿痂疹などの感染を伴っている創でも比較的安全に使うことができる．

この被覆材の欠点は，絆創膏などの補助的固定材が必要な点と，ピンクの色調が目立つため顔面などの露出部では使いにくい点である．さらに，厚みがあるために複雑な立体面の部位にも適合しない．これらの欠点を補うため，薄いものや接着面を持つポリウレタンフォームもある．

4．ハイドロポリマー・ドレッシング

この被覆材は水分吸水性に優れたハイドロポリマーを接着面を持つポリウレタン・カバーフォームが覆う形状をしている．ハイドロポリマーはハイドロコロイドやアルギン酸塩と違ってゲル化することはなく，また，吸水性が高いため創周囲の皮膚の浸軟が少ないという利点を持つ．また，ハイドロポリマーは水分を吸収すると膨らみ陥凹している創面に自然にフィットし，また，柔軟であるため指や肘関節などにも

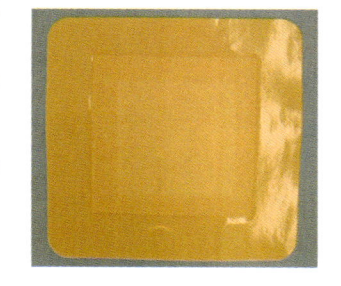

使いやすいとされている。

　ハイドロポリマーの欠点は「創の大きさ，形に合わせて被覆材を選択しなければいけない」という点にある。上述のようにこの被覆材は，被覆材部分を水分透過性のない接着材が覆っているため，創の大きさに合わせて各サイズの製品を揃える必要があるのだ。また，創が小さくなったからといって被覆材を小さく切ると絆創膏などの補助的接着材料が必要になる。つまり，この被覆材の大きさにちょうど合った創では使いやすいが，それ以外の大きさの創や不定形の創では使いにくいことになる。同様に，示指から小指の全周性皮膚欠損創（例：指熱傷）では非常に使いやすいが，母指のように太い指では全周を覆えない。従って，他の被覆材のように一つのサイズだけ用意すれば，ほとんどの創に対応できるわけではない。本来創の大きさや形は，千差万別であるわけだから「創の大きさ，形に被覆材を合わせて使う」のが本来の姿なのに，最初に被覆材の大きさと形が決まっているのは，やはり本末転倒ではないだろうか。早期に是正を望みたい点である。

2 創傷被覆材の成績表

 以下の項目は私が日頃感じている不満な点,評価している点を並べたものだ。それぞれ「○:評価できる」「△:ちょっとこれは不満」「×:これはちょっと困るなぁ」を表わしている。

評価項目	ハイドロコロイド	ポリウレタンフォーム	アルギン酸塩	ハイドロファイバー	ハイドロポリマー	ハイドロジェル
取り扱いが容易	○	○	△	△	○	△
補助的固定材料(絆創膏など)が不要	○	×	×	×	○	×
自由な大きさ,形に切って使える	○	○	○	○	×	○
種々のサイズを揃える必要がない	○	○	○	○	×	○
正常皮膚への悪影響がない	△	○	?	?	△?	?
浸出液の吸収能力がある	×	○	△	○	○	×
融解した時の不快な臭気がない	×	○	○	○	○	○
複雑な形状の局面でも使える	○	×	○	○	○	○

取り扱いが容易

 誰でも簡単に扱え,失敗がないということ。フィルム材で閉鎖するタイプのもの(アルギン酸塩,ハイドロファイバー,ハイドロジェル)があるが,フィルム材は平面で貼るのは簡単だが,指の外傷でうまく貼るのは結構技術を要する。

補助的固定材料(絆創膏など)が不要

 被覆材自体が接着面を持っているもの(ハイドロコロイド)か,接着剤とセットになっているもの(ハイドロポリマー)以外では,絆創膏やフィルム材などの補助的固定材料が必要になる。このためハイド

ロコロイド以外は「固定材料を貼るためのスペース」が必要となり，眼瞼や口唇などで使いにくい。

自由な大きさ，形に切って使える

外傷は，症例ごとに大きさも形も位置もバラバラである。だから創の形や大きさに合わせて使えた方が便利である。

種々のサイズを揃える必要がない

創面の大きさや形に合わせて各種サイズの被覆材を揃えなければいけないとしたら，非常に不経済だし非効率的だ。ハイドロポリマーや一部のポリウレタンフォームのようなボーダータイプ（小さな面積の被覆材をそれより大きな接着材料付きtop dressingが覆っているタイプ）は，「傷に合わせて被覆材を調節する」のが非常に難しい。要するに，この接着材料の部分が余計なのである。

正常皮膚への悪影響がない

まず，個人的印象として皮膚に悪影響がなさそうなのがポリウレタンフォーム。逆に明らかに皮膚障害（発赤など）の経験があるのがハイドロコロイド。ハイドロポリマーの接着剤はかなりいい素材だと思うが，皮膚への影響は皆無ではないようだ。その他（アルギン酸塩，ハイドロファイバー，ハイドロジェル）に関しては被覆材そのものの影響なのか，その上を閉鎖するポリウレタンフィルムによるものなのかよくわからないため，「？」とした。

浸出液の吸収能力がある

多すぎる浸出液を被覆材が吸収してくれるかどうかは，患者さんの快適度を大きく左右する因子である。特に外傷患者のように「普通に社会で生活する」ためには，浸出液が途中で漏れ出しては困るのである。

この点で合格点なのは，ポリウレタンフォーム，ハイドロポリマー，ハイドロファイバーの3つ。通常の外傷であれば，余程のことがない限りこれらから液が漏れ出すことはないようだ。

次点はアルギン酸塩。もちろん水分吸収能力はあるのだが，上記3つに比べるとやや落ちる。吸水能がほとんどないのがハイドロコロイドとハイドロジェル。もともとハイドロジェルは使い道が異なってい

るため，ここで取り上げるのは不適かもしれないが，明らかに液漏れがひどいのはハイドロコロイド。ちょっと深い傷になると，ほとんど液漏れしてくるため，患者さんにはあらかじめ説明しておいた方がよいだろう。

融解した時の不快な臭気がない

　これがハイドロコロイドの最大の問題点。被覆材自体にも独特の臭気があるが，融解した時にはかなりの臭いになる。上口唇に使うと臭気のため食欲が落ちたという人もいる。それ以外は，液漏れでもしない限りは特に問題にはならないようだ。

複雑な形状の局面でも使える

　皮膚外傷が一番多いのが手指や四肢であり，顔面である。これらの部位は立体的に複雑な形状をしているので，その形状に合わせて創面を閉鎖できるかどうかは，非常に大きな問題である。

　まず落第なのがポリウレタンフォーム。厚くて弾力があるのが災いし，凹面では浮いてしまうし，鼻のように突出している部位を覆うのも無理。繊維系（アルギン酸塩，ハイドロファイバー）のもの，あるいはペースト状のもの（ハイドロジェル）は深い欠損でも浅い欠損でも大丈夫。これらに問題があるとすれば，複雑な形状の部分ほど表面を覆うポリウレタンフィルム材を貼るのが難しいこと。特に鼻や口唇周囲などをフィルムで密封するには，ちょっとテクニックが必要。ハイドロポリマーは「相手の欠損の形に合わせて，自分が膨らんでいく」という戦略をとっているので，かなり複雑な形状でも気にせずに使える。ただ，ボーダータイプの宿命として，使いにくい部位，使えない部位があったり，小範囲の外傷に使えないのが弱点。というわけで，最高点はハイドロコロイド（特に薄いタイプ）。複雑な形状の部位でもまず大丈夫だろう。ただ，製品ごとに柔軟性とか薄さに差があり，柔軟性に富むものとそうでないものとでは，使い勝手に製品間でかなりの差がある。

3 皮膚欠損用創傷被覆材の機能区分と製品リスト

　現在の保険診療において，各種の「皮膚欠損用創傷被覆材」は傷の深さによって使用できるものが決まっている。下記の表のように大部分のものは「皮下組織にいたる創傷用」，すなわち真皮が欠損し，皮下脂肪が露出しているものが適応となる。当然，挫傷も適応となる。

　一方，デュオアクティブETなど，「真皮にいたる損傷用」，すなわち表皮欠損創にのみ認められているものもある。これらは擦過傷が適応となる。

　従って，正しく保険請求を行うには，「真皮に至る創傷」あるいは「皮下組織に至る創傷」という病名をつければ問題は生じないはずである（連続2〜3週間の使用の範囲内という制限はあるが）。

機能区分	商品名	会社名
真皮に至る創傷用[*1]	デュオアクティブET	ブリストル・マイヤーズ　スクイブ（株）コンバテック事業部
	テガソーブライト	スリーエム　ヘルスケア（株）
	アブソキュアサジカル	日東電工（株）
	ベスキチンW	ユニチカ（株）
	ニュージェル	ジョンソン・エンド・ジョンソン（株）
皮下組織に至る創傷用・標準型[*2]（シート，ロープ，リボン状）	アブソキュアウンド	日東電工（株）
	デュオアクティブ	ブリストル・マイヤーズ　スクイブ（株）コンバテック事業部
	デュオアクティブCGF	ブリストル・マイヤーズ　スクイブ（株）コンバテック事業部
	コムフィール	コロプラスト（株）
	テガソーブ	スリーエム　ヘルスケア（株）
	キュティノバハイドロ	スミス・アンド・ネフュー（株）
	ハイドロサイト	スミス・アンド・ネフュー（株）
	クリアサイト	ポール・ハートマンAG
	ジェリパーム	日本ビー・エックス・アイ（株）
	ソーブサン	アルケア（株）
	カルトスタット	ブリストル・マイヤーズ　スクイブ（株）コンバテック事業部
	アルゴダーム	（株）メディコン
	クラビオAG	（株）クラレ

皮下組織に至る創傷用 ・標準型[*2] （シート，ロープ， リボン状）	ベスキチンW・A	ユニチカ（株）
	ミカキュア	コーテック（株）
	アクアセル	ブリストル・マイヤーズ スクイブ（株）コンバテック事業部
	ティエール	ジョンソン・エンド・ジョンソン（株）
	バイオブレン[*4]	日本バイリーン（株）
	ゼメックスエピキュール[*4]	日本ゼオン（株）
皮下組織に至る創傷用 ・異型型[*2] （顆粒状，ペースト状， ジェル状等）	デュオアクティブ（顆粒）	ブリストル・マイヤーズ スクイブ（株）コンバテック事業部
	コムフィール（ペースト）	コロプラスト（株）
	イントラサイト ジェル システム	スミス・アンド・ネフュー（株）
	グラニュゲル	ブリストル・マイヤーズ スクイブ（株）コンバテック事業部
	ジェリパーム（ジェル）	日本ビー・エックス・アイ（株）
筋・骨に至る創傷用[*3]	ハイドロサイト キャビティ	スミス・アンド・ネフュー（株）
	ベスキチンF	ユニチカ（株）

*1：今後各製品の「効能・効果」は《真皮までの創傷に対する【創の保護】，【湿潤環境の維持】，【治癒の促進】，【疼痛の軽減】を目的とする。》に順次統一される。

*2：今後，各製品の「効能・効果」は《皮下脂肪組織までの創傷（Ⅲ度熱傷を除く）に対する【創の保護】，【湿潤環境の維持】，【治癒の促進】，【疼痛の軽減】を目的とする。》に順次統一される。

*3：現在各製品の「効能・効果」の統一について検討中。

*4の製品は（Ⅱ度）〜Ⅲ度熱傷適応の製品で，薬事上の「効能・効果」の表記は他の製品と異なる。

索　引

〔欧　文〕

CDC　25, 27
―――ガイドライン　126
colonization　13, 44, 67
Growth Factor　5
infection　13, 44, 67
MRSA　12, 13, 51, 52, 53, 67, 69
―――感染　70
―――によるinfection　54
―――のcolonization　54
Tissue Expander法　61

〔和　文〕

[あ]
アクリノール湿布　133
網目状ガーゼ　22, 125
アルギン酸塩　45, 55, 66, 97, 124, 139
―――被覆材　139
アルミホイル法　57, 125
アロアスク®　124

[い]
胃全摘術　118
イソジン®　129
異物　10, 14
インスリン自己注射　28

[え]
壊死組織　10, 14, 54

[か]
顎骨切り術　82
外傷性刺青　15
界面活性剤　19
開放骨折　87
潰瘍創面　53
過酸化水素水　18
下腿骨折　77
カテーテル　25
―――刺入前の皮膚消毒　26
―――刺入部　25
―――熱　25
―――, 中心静脈　25
―――, フォーレ　130
カテキン水　52

化膿　9, 123
―――性関節炎　38
痂皮形成を伴う擦過創　100
汗疹　123
関節穿刺　38
―――後の入浴制限　38
乾燥治療　4
乾燥豚皮　124
感染　9
―――起炎菌　9
―――源　10, 14, 54, 65
―――予防　16, 25, 49
―――, 院内　53, 69
―――, 細菌　25, 74
―――, 集団　26
―――, 深部臓器の　53
―――, 褥瘡の　10
顔面外傷　102

[き]
キチン被覆材　124
胸骨正中切開　65
強酸性水　52, 132
菌交替現象　53
筋皮弁移植　81

[け]
ゲーベンクリーム®　133
血管新生　81
血流不全　79
ケロイド体質　134

[こ]
高圧洗浄　88
口腔内手術後の絶食　83
口腔内の挫創　82
抗生剤　53, 126
―――の長期投与　79
―――入り生理食塩水　130
―――入り生理食塩水洗浄　87
―――予防的投与　70, 126
抗生物質　126
黒色壊死　9, 10, 54
―――組織　17
骨髄炎の予防　87
骨癒合の阻害　65
骨蝋　65

149

[さ]
サイトカイン　5
再縫合　43
細菌　9, 10
───検査　67
───除去　87
───除去効果　134
───被爆　78
細胞成長因子　5, 6
細胞毒　19
挫傷　123
擦過創　3, 89, 98
───，顔面の　15
殺菌効果　19
殺菌力　19
挫滅創　87
酸性水　132
三方活栓　26

[し]
止血材料　66
持続洗浄　79
湿潤環境　5, 6
湿潤療法　6
褥瘡　89
───洗浄　49, 52
───創面　53
───治療　47, 51, 139
───，黄色期　54
───，黒色期　54
───，赤色期　52
手術創　9, 30, 32
酒精綿　28
循環不全　70
消毒　10, 16, 30, 129
───液　32
───の組織傷害性　16
───法　22
───薬　10, 19, 43, 52
───，創傷の　24
上皮化　4, 24, 31
常在菌　9, 17
───，皮膚　9, 10, 14, 25, 26, 30, 70
除菌　12
植皮術　60
食品包装用ラップ　47, 125
指尖部損傷　55, 57, 125
新鮮外傷　47
浸出液　12
親水性吸水フォーム　141
人工関節置換術　75

真皮　3

[す]
水道水　18, 39
───洗浄　49
スプラミッド糸　72
スルファジアジン銀　133

[せ]
静菌作用　87
赤唇の挫創　82
接触性皮膚炎　131
セラチア　26
線維芽細胞　24

[そ]
創縁の新鮮化　43
創感染　9, 10, 11, 13, 17, 22, 77
───の起こるメカニズム　12
───予防　32, 126
爪甲剥離　116
創傷治癒　3, 4, 5, 22
───のメカニズム　3
───の妨害因子　4
───過程　3
───物質　6
創洗浄　87
創の再離開　43
創閉鎖　4, 23
───のメリット　5
───術　78
創面の乾燥　4
創面の分泌液　6
創離開　32, 42, 43, 77, 118
組織傷害性　18, 19, 32, 43
疎水性ポリウレタンフィルム　141
ソフラチュールガーゼ®　125

[た]
断端形成術　55

[ち]
治癒能力　6
治療理論　22
超酸性水　132

[て]
デブリードマン　12, 15, 43
───，外科的　17, 54

[と]
ドレーン刺入部　131
ドレッシング材料　22
ドレナージ　68

[な]
ナイロン糸　63

[ね]
熱傷　89, 114, 123
────処置　124
────, 広範囲　9, 10, 124
────, 全身　60

[の]
膿痂疹　123
膿瘍　9, 25
────形成　12
────, 血管外　26

[は]
ハイドロポリマー　139, 140, 142
バイオクリーンルーム　74
ハイドロコロイド　23, 45, 97, 123, 124, 140, 141
白色ワセリン　48, 125
白血球減少症　131
瘢痕拘縮　56, 62

[ひ]
肥厚性瘢痕　56
被覆材　58, 123
────, 創傷　21, 22, 35, 45, 61, 97, 139
非固着性ポリウレタンフィルム　141
皮膚外傷　91
────学　91
皮膚潰瘍　89
皮膚欠損　3, 60
────, 外傷性　123
皮膚欠損創　4, 21, 47, 89, 123, 124
────, 深い　4
皮膚軟部組織欠損　90, 107
皮弁形成術　55, 60, 78
表皮欠損創　3

[ふ]
フィルムドレッシング　27
フィルムドレッシング材　31, 35, 97

プレート固定　77
プロスタグランディンE1　81
分娩後　129

[へ]
閉鎖療法　6, 24, 55, 57, 61
ベスキチン®　124

[ほ]
ボーンワックス　65
縫合糸　10
────膿瘍　9, 10, 30, 126
縫合創　30, 32
────縁の血流不足　42
────離開　42, 70, 78
縫合不全　32, 43, 70
保険請求　123, 124
ポビドンヨード　19, 34, 85
────消毒　129
────入り生理食塩水洗浄　87
ポリウレタンフィルム材　139
ポリウレタンフォーム　45, 58, 124, 140, 141
────ドレッシング　124

[む]
無菌操作　34, 40

[め]
滅菌ガーゼ　30, 34, 85, 132
滅菌ガウン　40
滅菌水　40, 49
滅菌水洗浄　49
滅菌処置　35
滅菌手袋　40
滅菌ドレープ　76

[ら]
ラップ療法　47

[り]
リバノール®　133
緑膿菌　13

[れ]
レーザー治療　15
裂傷　123
────, 耳介　101

著者略歴

夏井　睦（なつい　まこと）

1957年	秋田県に生まれる
1984年	東北大学医学部卒業
1986年	東北大学医学部附属病院形成外科入局
1992年	日本形成外科学会認定医取得
2001年	インターネットサイト『新しい創傷治療』を開設
	http://www.asahi-net.or.jp/~kr2m-nti/wound/
2003年	特定医療法人慈泉会 相澤病院
	傷の治療センター長に赴任
2007年	石岡第一病院 傷の治療センター長に赴任
2012年	練馬光が丘病院 傷の治療センターに赴任
著　書	これからの創傷治療（医学書院，2003）
	さらば消毒とガーゼ─「うるおい治療」が傷を治す（春秋社，2005）
	創傷治療の常識非常識2─熱傷と創感染（三輪書店，2006）
	ドクター夏井の外傷治療「裏」マニュアル─すぐに役立つHints& Tips（三輪書店，2007）
	傷はぜったい消毒するな─生態系としての皮膚の科学（光文社新書，2009），など

創傷治療の常識非常識
【消毒とガーゼ】撲滅宣言

発　行	2004年1月5日	第1版第1刷
	2012年4月20日	第1版第10刷Ⓒ
著　者	夏井　睦	
発行者	青山　智	
発行所	株式会社 三輪書店	
	〒113-0033　東京都文京区本郷6-17-9	
	☎03-3816-7796　FAX 03-3816-7756	
	http://www.miwapubl.com	
印刷所	有限会社 科学図書印刷	

本書の内容の無断複写・複製・転載は，著作権・出版権の侵害となりますのでご注意ください．

ISBN978-4-89590-202-1　C3047

JCOPY 〈㈳出版者著作権管理機構　委託出版物〉

本書の無断複写は著作権法上での例外を除き禁じられています．複写される場合は，そのつど事前に，㈳出版者著作権管理機構（電話03-3513-6969，FAX03-3513-6979，e-mail：info@jcopy.or.jp）の許諾を得てください．

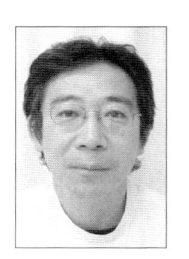